浙西南中医养生指引
（第一辑）

主编 ◎ 张尊敬

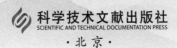

科学技术文献出版社
SCIENTIFIC AND TECHNICAL DOCUMENTATION PRESS
·北京·

图书在版编目（CIP）数据

浙西南中医养生指引. 第一辑 / 张尊敬主编. —北京：科学技术文献出版社，2023.10

ISBN 978-7-5235-0927-2

Ⅰ. ①浙… Ⅱ. ①张… Ⅲ. ①养生（中医）—基本知识 Ⅳ. ① R212

中国国家版本馆 CIP 数据核字（2023）第 202802 号

浙西南中医养生指引（第一辑）

策划编辑：张　蓉　责任编辑：张　蓉　史钰颖　责任校对：张吲哚　责任出版：张志平

出　版　者	科学技术文献出版社
地　　　址	北京市复兴路15号　邮编　100038
编　务　部	（010）58882938，58882087（传真）
发　行　部	（010）58882868，58882870（传真）
邮　购　部	（010）58882873
官 方 网 址	www.stdp.com.cn
发　行　者	科学技术文献出版社发行　全国各地新华书店经销
印　刷　者	北京时尚印佳彩色印刷有限公司
版　　　次	2023 年 10 月第 1 版　2023 年 10 月第 1 次印刷
开　　　本	889×1194　1/32
字　　　数	184千
印　　　张	8.25
书　　　号	ISBN 978-7-5235-0927-2
定　　　价	49.00元

主编简介

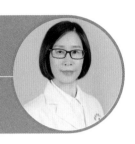

张尊敬
主任中医师

丽水市中医院党委委员、副院长，浙江中医药大学硕士研究生导师。浙江省151人才工程培养人员、浙江省卫生创新人才、浙江省医坛新秀、丽水市绿谷名医。

学术任职

中华中医药学会感染病分会常务委员、浙江省中医药学会感染病分会副主任委员、浙江省中西医结合学会呼吸病专业委员会副主任委员。

专业特长

主要研究方向为中西医结合防治呼吸系统疾病，擅长慢性咳嗽、急慢性支气管炎、哮喘、肺气肿、肺癌、肺结节病、肺结核、间质性肺病等肺系疾病的诊治。

学术成果

出版著作2部。"十二五"国家中医药重点专科建设肺病科和浙江省中医重点专科——传染病学科负责人，丽水市第四批医学重点专科带头人。

《浙西南中医养生指引》(第一辑) 编写组

主　　　审：陈明显　刘忠达　倪京丽

主　　　编：张尊敬

常务副主编：陈海涛

副　主　编：(以姓氏笔画为序)

　　　　　　王华强　叶咏菊　刘笑静　吴建业

　　　　　　张晓芹　郑勇飞　潘　铨

编　　　者：(以姓氏笔画为序)

　　　　　　丰银平　戈子怡　方　圆　叶　智

　　　　　　叶文倩　叶翛然　刘传锋　孙蓉蓉

　　　　　　杜　玮　李　迪　杨晓明　肖　桐

　　　　　　吴丽芳　何周华　应鸿莺　张琳琳

　　　　　　张媛媛　陈灵勇　季兴祖　周欣雯

　　　　　　郑正伟　郭　净　洪粤璐　夏超丽

　　　　　　黄　晖　黄礼杨　董璟绚　童　音

序 言

中医学博大精深，几千年来对中华民族的繁衍昌盛作出了不可磨灭的贡献，形成了许多效果显著的防病治病、养生保健的理论、技术和方法。"治未病"的思想，既注重养生保健，又兼顾慢性病的治疗，在保障与增进人民健康方面发挥着积极的作用。

抗病防衰、延年益寿的养生理念在我国可谓源远流长，据说已有4000余年历史。我国古代先民出于繁衍生息的本能，从劳动与生活的实践中逐渐摸索认识到人之生命活动的一些规律，掌握了一些防病保健的知识和方法，并相互传授，尔后又逐渐对其加以理论上的归纳，遂成为养生之道。

其实，不论是在物质不丰、食物窘困的过去，还是在物质丰沛、生活多姿的今天，人出于生命的本能，对健康长寿及身心祥和总是孜孜以求，诸如饮食养生、中医药养生、习武健体养生、气功吐纳调息养生，源远流长，流变甚多而广。古之文人士子，今之平民百姓，不论贫贱富贵者几乎概莫能外。养生是一个大众化的话题，伴随与生俱来的生命活动及日常生产活动，养生的内容就在其中。

丽水是全国涉及 17 个省、市、自治区的 88 个长寿之乡中唯一的地级市，有着"秀山丽水、养生福地、长寿之乡"的美称。自 2013 年被认定为"中国长寿之乡"以来，丽水一直高度重视其品牌建设，对环境、生活、社会、文化、产业进行深入挖掘和提升。张尊敬等专家作为中医人，针对本地的气候特点、当地人的体质，提出常见疾病的预防和保健，语言简洁明了，方便大众了解。本书具有一定的学术价值，又对老百姓养生、防病具有指导意义，相信会是一本受大众喜爱的科普读物。

国医大师：葛琳仪

2023 年 3 月 7 日

前　言

　　浙江省丽水市位于浙江省西南部、浙闽两省的结合处，是浙西南的政治、经济、文化中心，是"两山"理念的重要萌发地和先行实践地，被誉为"中国生态第一市""中国长寿之乡""中国气候养生之乡""国家优秀生态旅游城市""国家级生态示范区"，有着"秀山丽水、养生福地、长寿之乡"的美称。

　　自2013年被认定为"中国长寿之乡"以来，丽水一直高度重视"长寿之乡"品牌建设，对长寿之乡的环境、生活、社会、文化、产业进行深入挖掘和提升，制定出六大目标任务：以建设大花园最美核心区为目标，构建"秀山丽水"标准；以创建幸福宜居之城为目标，构建高品质生活环境标准；以建设健康养生福地为目标，构建健康促进标准；以打造康养产业新高地为目标，构建康养产业标准；以打造中国最美长寿之乡样板为目标，构建敬老孝亲的社会行为规范；以创新引领为目标，构建具有特色的创新性政策、机制标准。根据目标任务，张尊敬等专家作为中医人，针对本地的气候特点、当地人的体质，提出常见疾病的预防和保健方法，因此编撰本书，以期运用简洁易懂的语言，指导老百姓进行养生防病。

本书编写过程中邀请了国医大师葛琳仪作序；浙江省中医药研究院、浙江省立同德医院陈明显教授，国务院政府特殊津贴获得者、国家中医重点专科带头人刘忠达教授和浙江省名中医倪京丽教授作为主审，对相关内容进行反复审核，以期减少错漏。若读者在阅读中发现不妥之处，敬请批评指正！

本书在编撰过程中力求语言简洁、通俗易懂，方便大众了解，希望本书可以成为浙西南老百姓中医养生保健的科普读物。

编写组

2023 年 3 月

目　录

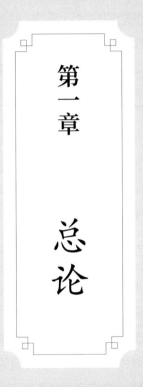

第一章

总论

中医药干预疾病的手段是以五脏功能变化为基础，也就是脏腑辨证，因为五脏各自的医学规律体现在它的功能上，而人的气血有自身的阴阳规律，所以人的健康也有五脏阴阳的运行规律，这个规律指导我们在衣、食、住、行方面的处理方法。那么以脏腑之间相互作用的规律为基础，在辨证中进行指导、干预健康的方案，也就是中医养生的基础。

《黄帝内经》讲述天人相应作为养生的根本，是因为万物的五色、五味、冷热、补泻之性，都是与五脏阴阳的规律相互对应的。中医用药，大致是以冷治热、以热治冷、虚弱则补。那么人们如果了解了衣、食、住、行的阴阳五行属性，则使用效果必然比药物更有利于健康。

和药物相比，人们更喜欢用食物改善健康，它是优于药物的。当今社会，人们的疾病普遍源于生活习惯。凡有健康问题的，应该先改善生活习惯，以食物调理，然后再用药，这才是养生的核心主旨。所以善于治病的医师，不如善于养生保健的医师高明。因此，我们以五脏系统为基础，将常见的脏腑疾病及养生的主要方式列出来，根据体质的特点，分门别类地介绍养生的方式方法，编成这本《浙西南中医养生指引》，但凡有志于保持身体健康的人，都应该仔细阅读。

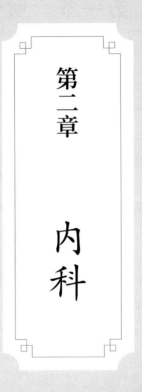

第二章

内科

第一节 咳嗽

一、简介概况

咳嗽是内科中最为常见的病证之一，发病率甚高。据统计，慢性咳嗽的发病率为3%～5%，在老年人中的发病率可达10%～15%，寒冷地区发病率更高[1]。中医中药在治疗咳嗽方面积累了丰富的治疗经验，有较大优势。

中医学认为，咳嗽是指由于外感或内伤等因素，导致肺失宣肃、肺气上逆、冲击气道，发出咳声或伴咳痰为临床特征的一种病证。历代将有声无痰称为咳，有痰无声称为嗽，有痰有声谓之咳嗽。临床上多为痰声并见，很难截然分开，故以咳嗽并称。咳嗽既是独立的病证，又是肺系多种病证的一个症状。本节是讨论以咳嗽为主要临床表现的一类病证。西医学的上呼吸道感染、支气管炎、支气管扩张、肺炎等以咳嗽为主症者可参考本病证进行辨证论治，其他疾病兼见咳嗽者，可与本病证联系互参。

二、中医病因病机

本病分外感咳嗽与内伤咳嗽。外感咳嗽的病因为外感六淫之邪；内伤咳嗽的病因为饮食、情志等内伤因素致脏腑功能失调、内生病邪。外感咳嗽与内伤咳嗽，均是病邪引起的肺气不清、失于宣肃、迫气上逆。

1. 外感病因

由于气候突变或调摄失宜，外感六淫从口鼻或皮毛侵入，使肺气被束、肺失肃降，《河间六书·咳嗽论》谓"寒、暑、湿、燥、风、火六气，皆令人咳嗽"即是此意。由于四时庄气不同，人体所感受的致病外邪亦有区别。风为六淫之首，其他外邪多随风邪侵袭人体，所以外感咳嗽常以风为先导，或挟寒，或挟热，或挟燥，其中尤以风邪挟寒者居多。《景岳全书·咳嗽》说："外感之嗽，必因风寒。"

2. 内伤病因

包括饮食、情志及肺脏自病。饮食不当，嗜烟好酒，内生火热，熏灼肺胃，灼津生痰；或生冷不节，嗜食肥甘厚味，损伤脾胃，致痰浊内生，上干于肺，阻塞气道，致肺气上逆而作咳。情志刺激，肝失调达，气郁化火，气火循经上逆犯肺，致肺失肃降而作咳。肺脏自病者，常由肺系疾病日久，迁延不愈，耗气伤阴，肺不能主气，肃降无权而肺气上逆作咳；或肺气虚不能布津而成痰，肺阴虚而虚火灼津为痰，痰浊阻滞，肺气不降而上逆作咳。

咳嗽的病位，主脏在肺，无论外感六淫或内伤所生的病邪，皆可侵及肺而致咳嗽，《素问·咳论》说："五脏六腑皆令人咳，非独肺也。"说明咳嗽的病变脏腑不限于肺，凡脏腑功能失调影响肺脏，皆可为咳嗽病证相关的病变脏腑。但是其他脏腑所致咳嗽皆须通过肺脏，肺为咳嗽的主脏。肺主气，咳嗽的基本病机是内外邪气干肺，肺气不清，肺失宣肃，肺气上逆迫于气道而为咳。《医学心悟·咳嗽》指出："肺体属金，譬若钟然，钟非叩不鸣，风寒暑湿燥火六淫之邪，自外击之则鸣；劳欲情志，饮食炙煿之火，自内攻之则亦鸣。"提示咳嗽是肺脏为了驱邪外达所产生的一种病理反应。

外感咳嗽病变性质属实，为外邪犯肺、肺气壅遏不畅所致，其病理因素为风、寒、暑、湿、燥、火，以风寒为多，病变过程中可发生风寒化热、风热化燥或肺热蒸液成痰等病理转化。

内伤咳嗽病变性质为邪实与正虚并见，他脏及肺者，多因邪实导致正虚；肺脏自病者，多因虚致实。其病理因素主要为痰与火，但痰有寒热之别，火有虚实之分，痰可郁而化火，火能炼液灼津为痰。他脏及肺，如肝火犯肺每见气火耗伤肺津，炼津为痰。痰湿犯肺者，多因脾失健运、水谷不能化为精微上输以养肺，反而聚为痰浊，上贮于肺，肺气壅塞，上逆为咳。若久病，肺脾两虚，气不化津，则痰浊更易滋生，此即"脾为生痰之源，肺为贮痰之器"的道理。久病咳嗽，甚者延及于肾，由咳致喘。如痰湿蕴肺，遇外感引触，转从热化，则可表现为痰热咳嗽；若转从寒化，则表现为寒痰咳嗽。肺脏自病，如肺阴不足每致阴虚火旺，灼津为痰，肺失濡润，气逆作咳；或肺气亏虚，肃降无权，气不化津，津聚成痰，气逆于上，引起咳嗽。

三、体质特点及相关疾病的检查

（一）体质特点

中医体质影响着疾病的易感性、发生发展方向及预后与转归。虽然体质先天形成，却也受到了后天的饮食习惯、情志内伤、环境因素、劳逸起居等诸多因素的影响，因而具有可变性、可调理性，这就为通过兼顾调理偏颇体质来防治疾病提供了可能性[2]。

早在 2000 多年前,《黄帝内经》便提出"五脏六腑皆令人咳,非独肺也"的论点。《素问·咳论》中列举出五脏咳(肺咳、心咳、肝咳、脾咳、肾咳)、六腑咳(胃咳、胆咳、大肠咳、小肠咳、膀胱咳、三焦咳),以此告诫后世学者,治咳切不可局限于一脏,而宜放眼于整体,可谓真知灼见。

临床研究发现,咳嗽患者多以特禀质、痰湿质、湿热质、气虚质为主,其具体表现如下。

1. 特禀质

总体特征:主要讨论特禀质中的过敏体质。过敏体质的特点是自我调适力低下,对外界因子反应性增强,多与肺脾两脏虚损及先天肾精不足有关。

形体特征:过敏体质者一般无特殊外观;先天禀赋异常者或有畸形,或有生理缺陷。

常见表现:常因接触过敏原或吸入刺激性气味而诱发咽痒、咳嗽,甚至胸闷、喘息,或兼有眼痒、鼻痒、打喷嚏、流清涕,脱离过敏原后可自行缓解或经药物治疗后缓解,可有鼻部、气道、皮肤、胃肠道等多种过敏性疾病史及相关家族史。舌质淡、苔白、可见裂纹,脉浮或滑。

心理特征:随禀质不同情况各异。

对外界环境适应能力:适应能力差,如过敏体质者对易致过敏季节适应能力差,易引发宿疾。

2. 痰湿质

总体特征:主要特征为痰湿凝聚而形成黏滞重浊的体质状态,即《黄帝内经》诸篇中论及的"肥人""肥贵人""脂人",成因主要是过食肥甘或肺、脾、肾虚损。

形体特征:体形肥胖,腹部肥满松软。

常见表现:咳嗽,痰多色白而易咳,晨起及饭后为甚,或仅因嗽痰而咳，咳声重浊，常因饮食不节、劳逸失度而发作，舌质暗淡、苔白腻，脉滑。

心理特征：性格偏温和、稳重，多善于忍耐。

对外界环境适应能力：对梅雨季节及湿重环境适应能力差。

3. 湿热质

总体特征：主要特征为湿热内蕴，在当今气候与社会因素的影响下，此类体质者越来越多见。以面垢油光，易生痤疮，口苦、口干，身重困倦，大便黏滞不畅或燥结，小便短黄，男性易阴囊潮湿，女性易带下增多等湿热表现为主要特征。

形体特征：体形适中或偏瘦。

常见表现：咳嗽、胸闷，少痰或痰黏难咳，午后尤甚，重则昼夜俱咳，口干、口苦，喜热饮，四肢酸困，倦怠乏力，舌红苔腻，脉象多变。

心理特征：情绪激动，心烦易怒。

对外界环境适应能力：对夏末秋初湿热气候，即湿气重或气温偏高环境较难适应。

4. 气虚质

总体特征：元气不足、脏腑功能低下，以疲乏、气短、自汗等气虚表现为主要特征。

形体特征：肌肉松软不实。

常见表现：咳嗽每因冷空气刺激或吹风而诱发，伴有咽痒，或兼有鼻痒、喷嚏连连，乏力，多汗，畏风冷，舌淡胖、苔白、舌边有齿痕，脉浮或弱。

心理特征：性格内向，不喜冒险。

对外界环境适应能力：易患感冒、内脏下垂等病；病后康复缓慢。不耐受风、寒、暑、湿邪。

（二）相关疾病检查

咳嗽是机体的防御性神经反射，有利于清除呼吸道分泌物和有害因子。成人咳嗽通常按时间分为 3 类：急性咳嗽（＜3 周）、亚急性咳嗽（3～8 周）和慢性咳嗽（＞8 周）。诊断检查主要包括影像学检查、诱导痰细胞学检查、肺通气功能和气道反应性检查、呼出气一氧化氮（fractional exhaled nitric oxide，FeNO）检测、食管反流监测、过敏原检测等。

1. 影像学检查

胸部 X 线检查为慢性咳嗽的常规检查，如发现明显病变，应根据病变特征进一步选择相关检查。胸部 X 线如无明显病变，则按慢性咳嗽诊断流程进行检查。对于既往检查仍无法明确病因，或针对常见病因治疗无效，或怀疑支气管扩张、肺癌或异物等少见病因的慢性咳嗽患者，建议进行胸部 CT 检查。胸部 CT 检查有助于发现气管壁增厚、气管壁钙化、气管狭窄、支气管扩张等，对于一些少见的慢性咳嗽病因，如支气管结石、复发性多软骨炎、支气管异物、早期间质性肺疾病等，胸部 X 线检查不易发现此类病变，高分辨率 CT 则有助于诊断。

2. 肺功能检查

肺通气功能检查及支气管激发试验对慢性咳嗽的病因诊断具有重要价值，有条件者应作为慢性咳嗽诊治的首选检测项目。支气管激发试验阳性是诊断咳嗽变异性哮喘（cough variant asthma，CVA）的重要标准，无条件进行支气管激发试验的医院也可监测呼气流量峰值（peak expiratory flow，PEF）变异率。

3. 诱导痰细胞学检查

诱导痰细胞学检查是慢性咳嗽病因诊断和气道炎症评

估重要的无创检查方法，安全性和耐受性较好。诱导痰细胞学检查有助于慢性咳嗽的病因诊断并指导慢性咳嗽患者进行激素治疗，推荐诱导痰细胞学检查作为慢性咳嗽的一线检查手段。痰嗜酸性粒细胞增高是诊断嗜酸性粒细胞性支气管炎（eosinophilic bronchitis，EB）的必要指标，亦可用于咳嗽变异性哮喘的辅助诊断。建议采用高渗盐水进行超声雾化诱导痰细胞学检查，但应避免在 48 小时内反复对患者行高渗盐水雾化诱导。对于能自发咳痰的患者，自发痰细胞学检查具有与诱导痰细胞学检查类似的诊断价值。

4.FeNO 检测

是目前临床上广泛应用的一项无创气道炎症检测技术，可以作为气道炎症检测的初筛手段。FeNO 水平增高提示嗜酸性粒细胞性气道炎症，可用于预测慢性咳嗽患者对激素治疗的反应。

5. 过敏原皮试和血清 IgE 检查

用于检测患者是否存在过敏体质和确定过敏原类型，有助于过敏性疾病（如过敏性鼻炎和过敏性咳嗽）的诊断。60% ～ 70% 的咳嗽变异性哮喘和 30% 的嗜酸性粒细胞性支气管炎患者存在过敏体质。

6. 食管反流监测

是目前判断患者是否存在胃食管反流最常用和最有效的方法。通过酸暴露时间（acid exposure time，AET）、食管 pH 值＜ 4 的次数、总反流次数、最长反流时间等参数，以 AET、DeMeester 积分和总反流（酸、非酸）次数为异常反流的主要判断指标。检查时，实时记录咳嗽及反流相关症状，以获得反流与咳嗽症状的相关概率（symptom association probability，SAP），确定反流与咳嗽的关系。推荐联用 AET ＞ 6% 和 SAP ≥ 95% 判断食管是否存在病理性酸暴露以及酸暴露与咳嗽的症状相关性。

7. 支气管镜检查

对于常规检查未能明确的病因或针对常见病因治疗无效的不明原因的慢性咳嗽患者，支气管镜检查可用于排除此类患者因气道病变，如支气管肺癌、异物、结核、复发性多软骨炎等引起的咳嗽，但不推荐将支气管镜检查作为慢性咳嗽初诊患者的常规检查。

8. 其他检查

外周血嗜酸性粒细胞增高提示过敏性疾病，也有助于判断是否存在嗜酸性粒细胞气道炎症。唾液胃蛋白酶检测已用于诊断胃食管反流病（gastroesophageal reflux disease, GERD），但最佳样本类型、取样时间和诊断阈值等有待进一步研究。另外，鼻咽镜可用于发现一些隐匿性的上呼吸道病变，咽喉反流监测有助于反流性咽喉炎、胃食管反流病的诊断。

四、中医常用药物干预

中医中药对咳嗽的治疗有悠久的历史和丰富的经验，临床上可见有些不明原因的顽固性慢性咳嗽经中药治疗后缓解的例子。中医治疗慢性咳嗽的优势，首先是以三因制宜为特征，体现高度个体化、精准化的辨证论治；其次是通过多环节、多靶点的复方发挥效应；最后是遵循"急则治其标，缓则治其本"的原则，是一种标本兼治的综合管理模式[3]。

（一）辨证选择口服中药汤剂

1. 风寒袭肺证

临床表现：咳嗽声重，气急咽痒，咳痰，痰液稀薄色白，鼻塞，流清涕，头痛，肢体酸痛，恶寒发热，无汗，舌苔薄白，脉浮或浮紧。

病机：风寒外束，内袭于肺，肺气失宣。

治法：疏风散寒，宣肺止咳。

方药：三拗汤（《太平惠民和剂局方》）合止嗽散（《医学心悟》）加减。

处方：麻黄6克，苦杏仁9克，荆芥6克，桔梗9克，紫菀9克，百部9克，白前9克，陈皮9克，甘草6克。

加减：若风寒外束、肺热内郁，形成外寒内热证（俗称"寒包火"），可予华盖散（《太平惠民和剂局方》）或麻杏石甘汤（《伤寒论》）；若素有寒饮伏肺，而兼见咳嗽上气，痰液清稀，胸闷气急，舌质淡红、苔白而滑，脉浮紧或弦滑，治以疏风散寒、温化寒饮，可用小青龙汤（《伤寒论》）加减；若夹痰湿，咳而痰黏，胸闷，苔腻，加法半夏、厚朴、茯苓以燥湿化痰。

2. 风热犯肺证

临床表现：咳嗽频剧，气粗或咳声嘶哑，咽喉燥痛，咳痰不爽、痰黏黄稠，流黄涕，口渴，头痛，恶风，身热，舌质红、苔薄黄，脉浮数或浮滑。

病机：风热犯表，卫表不和，肺失清肃，肺热伤津。

治法：疏风清热，宣肺止咳。

方药：桑菊饮（《温病条辨》）加减。

处方：桑叶9克，菊花9克，苦杏仁9克，连翘9克，薄荷6克（后下），桔梗9克，芦根15克，甘草6克。

加减：肺热甚者，加黄芩、鱼腥草以清泄肺热；咳甚者，加百部、枇杷叶以清热止咳；咽痛者，加射干以清热利咽；内夹湿邪，症见咳嗽痰多、胸闷汗出、苔黄而腻、脉濡数者，加薏苡仁、佩兰以理气化湿；热伤肺津、咽燥口干、舌质红者，酌加南沙参、天花粉以清热生津；痰中带血者，加白茅根、藕节以凉血；夏令夹暑湿，症见咳嗽、胸闷、心烦口渴、尿赤、舌红、苔薄、脉濡数者，加六一散（包煎，《伤寒标本心法类萃》）以疏风解暑。

3. 燥邪伤肺证

临床表现：干咳，少痰或无痰，咽干鼻燥，咳甚胸痛，或痰黏不易咳出，初起可有恶寒，身热头痛，舌尖红、苔薄黄，脉小而数。

病机：燥邪伤肺，耗津灼液，肺失清肃。

治法：疏风清肺，润燥止咳。

方药：桑杏汤（《温病条辨》）加减。

处方：桑叶9克，苦杏仁9克，北沙参9克，浙贝母9克，淡豆豉9克，栀子6克，梨皮9克，桔梗6克，连翘6克。

加减：若痰质清稀，恶寒无汗，苔薄白而干，脉浮弦，为凉燥之邪犯肺、卫气郁遏的表现，宜疏风散寒、润肺止咳，用杏苏散（《温病条辨》）加减；若痰中带血，配生地黄、白茅根以清热止血；痰黏难出者，加紫菀、瓜蒌以润肺化痰；咽痛明显者，加玄参、马勃以清润咽喉。

以上证型多见于西医学的急性咳嗽之普通感冒、流行性感冒、急性咽喉炎和急性气管 - 支气管炎。

4. 风盛挛急证

临床表现：干咳，无痰或少痰，咽干咽痒，痒即咳嗽，或呛咳阵作，气急，遇外界寒热变化、异味等因素突发或加重，多见夜卧、晨起咳剧，呈反复性发作，舌苔薄白，脉弦。

病机：风邪犯肺，邪客肺络，气道挛急，肺气失宣。

治法：疏风宣肺，解痉止咳。

方药：苏黄止咳汤（晁恩祥经验方）加减。

处方：炙麻黄6克，蝉蜕6克，紫苏叶9克，紫苏子9克，前胡9克，五味子9克，牛蒡子9克，枇杷叶9克，地龙9克。

加减：咽干者，加玄参、麦冬；咽痒明显者，加木蝴蝶、青果；偏于风寒者，加荆芥、防风、生姜以散风寒；偏于风热、咽痛红肿者，加牛蒡子、射干、马勃以散风热；偏于痰热者，加黄芩、鱼腥草、金荞麦以清热化痰。

本证多见于西医学的感染后咳嗽、咳嗽变异性哮喘、嗜酸性粒细胞性支气管炎、过敏性咳嗽等。

5. 邪壅肺窍证

临床表现：咳嗽并伴有鼻塞、咽堵，鼻腔、咽喉分泌物增加，鼻后、咽喉部黏液附着或鼻咽后滴流感。由过敏引起的鼻炎表现为鼻痒、打喷嚏、流清涕、眼痒等。鼻窦炎表现为黏液性或脓性浊涕，常伴咽喉不利，可有疼痛（耳面部痛、头痛）、嗅觉障碍等。

病机：风邪留伏，邪气上逆于肺窍。

治法：疏风宣肺，止咳通窍。

方药：苍耳子散（《严氏济生方》）合止嗽散（《医学心悟》）。

处方：荆芥9克，桔梗9克，紫菀9克，百部9克，白前9克，陈皮6克，甘草3克，苍耳子6克，辛夷6克，薄荷6克（后下），白芷6克。

加减：鼻涕有清、浊之分，清者宜温宣，可加防风、白芷；浊者宜清，可选用蔓荆子、桑叶、连翘等药。火热甚者，加黄芩、栀子、鱼腥草；肺经湿热、郁热上蒸、清阳不升、不闻香臭者，可用辛夷散（《严氏济生方》）加减；伴有风邪搏结咽喉者，加蝉蜕、僵蚕；伴有痰气交阻于咽喉者，合用半夏厚朴汤（《金匮要略》）化裁。

本证多见于西医学的慢性咳嗽之上气道咳嗽综合征。

6. 痰湿蕴肺证

临床表现：咳嗽痰多，咳声重浊，痰白黏腻或稠厚或稀薄，每于清晨咳痰尤甚，因痰而嗽，痰出则咳缓，胸闷，脘腹胀满，纳差，舌苔白腻，脉濡滑。

病机：脾湿生痰，上渍于肺，痰湿蕴肺，肺失宣降。

治法：燥湿化痰，理气止咳。

方药：二陈汤（《太平惠民和剂局方》）合三子养亲汤（《韩氏医通》）加减。

处方：法半夏9克，茯苓9克，陈皮15克，苍术9克，白芥子6克，莱菔子9克，紫苏子9克，炙甘草6克。

加减：寒痰较重、痰黏白如沫、怕冷者，加干姜、细辛以温肺化痰；久病脾虚者，酌加党参、白术以益气健脾。

7. 痰热郁肺证

临床表现：咳嗽气息粗促，或喉中有痰声，痰多，痰质黏厚或稠黄，咳吐不爽，或有热腥味，或吐血痰，胸胁胀满，咳时引痛，面赤，或有身热，口干欲饮，舌质红、苔黄腻，脉滑数。

病机：痰热郁肺，肺失清肃，热邪久郁，热伤肺络。

治法：清热化痰，肃肺止咳。

方药：清金化痰汤（《医学统旨》）加减。

处方：桑白皮9克，黄芩9克，栀子9克，知母9克，浙贝母9克，瓜蒌仁9克，桔梗6克，橘红9克。

加减：痰热甚者，加竹沥、天竺黄、竹茹以清热化痰；痰黄如脓或腥臭者，加薏苡仁、冬瓜仁、金荞麦以清热化痰解毒。

8. 胃气上逆证

临床表现：阵发性呛咳、气急，咳甚时呕吐酸、苦水，平卧或饱食后症状加重，平素上腹部不适，常伴嗳腐吞酸、嘈杂或灼痛，舌红、苔白腻，脉弦弱。

病机：胃气上逆，痰浊壅中，肺胃失和，气道受累。

治法：降浊化痰，和胃止咳。

方药：旋覆代赭汤（《伤寒论》）加减。

处方：旋覆花9克（包煎），代赭石9克，法半夏6克，党参15克，干姜5克，黄芩9克，枇杷叶9克。

加减：反酸、烧心较甚者，加吴茱萸、黄连、煅瓦楞子以降逆制酸；呃逆较重者，加丁香、柿蒂；痰多者，加款冬花、紫菀以化痰止咳；兼痰气交阻者，可合用半夏厚朴汤；兼寒热错杂者，合用半夏泻心汤（《伤寒论》）；兼肝胃不和者，可用柴胡疏肝散（《医学统旨》）合左金丸（《丹溪心法》）；兼胆胃郁热者，可用龙胆泻肝汤（《医方集解》）合温胆汤（《备急千金要方》）；兼胃阴不足者，可用沙参麦冬汤（《温病条辨》）。

本证多见于西医学的慢性咳嗽之胃食管反流性咳嗽。

9. 肝火犯肺证

临床表现：上气咳逆阵作，咳时面红目赤，咳引胸痛，可随情绪波动增减，烦热咽干，常感痰滞咽喉，咳之难出，量少质黏，或痰如絮条，口干、口苦，胸胁胀痛，舌质红、苔薄黄，少津，脉弦数。

病机：肝失条达，郁结化火，上逆侮肺，肺失肃降。

治法：清肺泄热，化痰止咳。

方药：黄芩泻白散（《症因脉治》）合黛蛤散（《中华人民共和国药典》）加减。

处方：桑白皮12克，地骨皮12克，黄芩9克，青黛6克，海蛤壳15克（先煎）。

加减：火热较盛、咳嗽频作、痰黄者，可加栀子、牡丹皮、浙贝母、枇杷叶以增清热止咳化痰之力；胸闷气逆者，加枳壳、旋覆花（包煎）以利肺降逆；胸痛者，配郁金、丝瓜络以理气和络；痰黏难咳者，酌加海浮石（先煎）、浙贝母、竹茹、瓜蒌以清热化痰降气；火郁伤津、咽燥口干、咳嗽日久不减者，酌加北沙参、麦冬、天花粉以养阴生津敛肺。

10. 肺阴亏虚证

临床表现：干咳，咳声短促，痰少黏白，或痰中见血，或声音逐渐嘶哑，午后潮热，颧红，手足心热，夜寐盗汗，口干咽燥，起病缓慢，日渐消瘦，神疲，舌质红、少苔，脉细数。

病机：肺阴亏虚，虚热内灼，肺失滋润，肃降无权。

治法：养阴清热，润肺止咳。

方药：沙参麦冬汤（《温病条辨》）加减。

处方：北沙参9克，麦冬9克，天花粉9克，玉竹9克，桑叶9克，知母9克，川贝粉2克（冲服）。

加减：久咳气促者，加五味子、诃子以敛肺气；痰中带血者，加牡丹皮、白茅根、仙鹤草、藕节以清热止血；潮热者，酌加功劳叶、银柴胡、青蒿（后下）、鳖甲（先煎）、胡黄连以清虚热；盗汗者，加乌梅、牡蛎（先煎）、浮小麦以收敛止涩；咳吐黄痰者，加海蛤粉（冲服）、黄芩以清热化痰；手足心热、梦遗者，加黄柏、女贞子、墨旱莲、五味子以滋肾敛肺；兼气虚者，可用生脉饮（《备急千金要方》）加减。

（二）辨证选择中成药及中医特色疗法

1. 辨证使用中成药

可单独或与中药汤剂、西药配合应用。如风邪犯肺型咳嗽可选用苏黄止咳胶囊；风寒犯肺型咳嗽可选用通宣理肺丸

（胶囊、口服液）；风热犯肺型咳嗽可选用桑菊止咳合剂（院内制剂）；痰热郁肺型咳嗽可选用杏贝止咳颗粒、化痰止咳合剂（院内制剂）等；燥邪伤肺型咳嗽可选用生麦利咽合剂（院内制剂）等。

2. 辨证使用中医特色疗法

（1）针刺：选用肺俞、中府、列缺、太渊等穴位。风寒袭肺证，加肺门、合谷；风热犯肺证，加大椎、曲池、尺泽；燥邪伤肺证，加太溪、照海；痰湿蕴肺证，加足三里、丰隆；痰热郁肺证，加尺泽、天突；肝火犯肺证，加太冲、行间、鱼际；肺阴亏虚证，加膏肓、太溪；肺脾气虚者，可加脾俞、足三里；素体阳虚，咳嗽遇冷加重，证属虚寒者，以火针点刺督脉及膀胱经背俞穴。实证患者针刺用泻法，虚证患者针刺用平补平泻法。

（2）艾灸：选穴大椎、肺俞（或风门）、膏肓。采用麦粒灸，3～5日治疗1次，5次为1个疗程；或予艾条灸，每日1次，每次5～10分钟，以皮肤潮红为度，可与针刺配合应用，适用于慢性支气管炎。

（3）穴位贴敷：可用疏风宣肺、止咳化痰药敷贴胸背部腧穴，取穴天突、大椎、肺俞（双）、中府等穴。

五、饮食药膳

1. 饮食护理

饮食上慎食肥甘厚腻之品，以免碍脾助湿生痰；若属燥、热、阴虚咳嗽，忌食辛辣动火食品；各类咳嗽都应戒烟，避免接触烟尘刺激。如果是过敏导致咳嗽变异性哮喘，正规的饮食禁忌是尽可能地明确过敏原，是食入性过敏原还是吸入性过敏原，然后避免接触，比如常见的小麦过敏、异体蛋白过敏、坚果类过敏，都需要规避。如果是胃食管反流导致的慢性咳嗽，一般的饮食禁忌包括高脂肪的食物、过酸的食物、过甜的食物及辣椒，但并非一点都不能吃。如果是高血压、糖尿病等合并的慢性支气管肺炎，有更严格的饮食控制策略，会包含每日糖摄入量和盐摄入量的指导策略。

2. 药膳

辨证选择日常药膳。

（1）风寒咳嗽：①百部生姜汁：百部10克，生姜6克（拍烂），加适量水煎煮20～30分钟，去渣取汁，调入蜂蜜少许，分次温服。②萝卜蜂蜜饮：白萝卜5片，生姜3片，大枣3枚，蜂蜜30克，加适量水煮沸约30分钟，去渣，加蜂蜜，再煮沸即可，温热服下，每日1～2次。

（2）痰湿咳嗽：①山药茯苓鸡片：山药30克，茯苓10克，鸡脯肉250克，油、盐、味精适量。将山药去皮、切片，鸡脯肉切片，茯苓研粉后作为芡粉为鸡肉片上浆。油锅四五成热时滑入鸡肉片，翻炒、调味，入山药片，炒熟出锅。②赤豆鲤鱼汤：活鲤鱼1尾（约800克），赤小豆50克，陈皮10克，辣椒6克，草果6克，料酒、生姜、葱段、胡椒、食盐适量。将鲤鱼去鳞、鳃、内脏；将赤小豆、陈皮、辣椒、草果填入鱼腹；放入盆内，加适量料酒、生姜、葱段、胡椒及少许食盐，上笼蒸熟即成。

（3）痰热咳嗽：①冬瓜汤：冬瓜仁、冬瓜皮、麦冬各15克，加适量水煎服。②鲜茼蒿汤：鲜茼蒿150克，水煎去渣，加冰糖适量，分次饮用。③荸荠百合羹：荸荠（马蹄）30克，百合1克，雪梨1个，冰糖适量。将荸荠洗净、去皮、捣烂，雪梨洗净、连皮切碎、去核，百合洗净，三味混合加水煎煮，后加适量冰糖煮至熟烂、汤稠。待温热食用。

（4）阴虚咳嗽：①银耳梨膏：银耳 10 克（浸软、洗净），梨 100～150 克（去核、切片），一起放入锅中，加适量水同煮，待银耳软烂、汤稠时加入冰糖 15 克，溶化后即可温服。②银耳百合沙参汤：银耳 10 克（清水浸泡数小时至胀开，洗净），百合 15 克，北沙参 10 克，冰糖适量，一同放入砂锅中，加清水适量，大火煮沸后改用小火煮约 1 小时，取汁，稍温饮服。

（5）秋燥咳嗽：①杏仁炖雪梨：甜杏仁 15 克，去皮打碎；雪梨 1 只，去皮切片，一同放入砂锅中，加冰糖 20 克，水适量，隔水炖煮 1 小时。每天早晚各 1 次，连服 3～5 次。②川贝炖雪梨：雪梨 1 只，横向切开，去壳后放入川贝末 6 克；将两半并拢，用牙签固定，加冰糖 20 克，水适量，隔水炖煮 30 分钟。吃梨喝汤，每日 1 次，连服 3～5 天。

六、起居情志预防

1. 起居护理

居室环境安静，生活起居规律，合理安排休息与活动，避免过劳。在气候变化大、季节交替的时候要采取措施，预防感冒，保持大便通畅，不宜晚睡，睡前不宜过度兴奋。

2. 情志护理

保持心情平和稳定，调整心态，缓解紧张情绪，避免精神刺激。

七、预后康复

咳嗽一般预后好，尤其是外感咳嗽，因其病轻浅，及时治疗多能短时间内治愈。但外感夹燥、夹湿者，治疗稍难。夹湿者，湿邪困脾，久则脾虚而积湿生痰，转为内伤之痰湿咳嗽；夹燥者，燥邪伤津，久则肺阴亏耗，转为内伤之阴虚肺燥咳嗽。内伤咳嗽多呈慢性反复发作，其病深，治疗难取速效，但只要精心调治亦多能治愈。咳嗽病证若治疗失当，无论外感咳嗽还是内伤咳嗽，其转归总是由实转虚、虚实兼夹，由肺脏而及脾、肾，正所谓肺不伤不咳，脾不伤不久咳，肾不伤不喘，病久则咳喘并作。部分患者病情逐渐加重，甚至累及心，最终导致肺、心、脾、肾诸脏皆虚，痰浊、水饮、气滞、瘀血互结而病情缠绵难愈，甚至演变成肺胀。

第二节　感冒

一、简介概况

　　肺主气，司呼吸，开窍于鼻，外合皮毛，故风、寒、燥、热等六淫外邪由口鼻、皮毛而入者，每都首先犯肺。肺居胸中，其位最高，覆盖诸脏之上，其气贯百脉而通他脏，故他脏有病可影响肺脏。因此其发病原因有外感与内伤两个方面。感冒是感受触冒风邪或时行病毒，引起肺卫功能失调，出现鼻塞、流涕、打喷嚏、头痛、恶寒、发热、全身不适等主要临床表现的一种外感疾病[4]。感冒又有伤风、冒风、伤寒、冒寒、重伤风等名称。感冒为常见多发病，发病广、个体重复发病率之高，是其他任何疾病都无法与之相比的。一年四季均可发病，以冬春季为多。轻型感冒可不药而愈，重症感冒却能影响工作和生活，甚至可危及小儿、老年体弱者的生命，尤其是时行感冒暴发时，迅速流行，感染者众多，症状严重，甚至导致死亡。而且感冒也是咳嗽、心悸、水肿等多种疾病发生和加重的因素。故感冒不是小病，须积极防治。

二、中医病因病机

　　本病的病因有内因与外因之分。外因主要是由于六淫、时行病毒侵袭人体而致病，内因则责之于正气失调。

1. 六淫病邪

风、寒、暑、湿、燥、火均可为感冒的病因。以风邪为主因，因风为六气之首、"百病之长"，流动于四时之中，故常以风为先导。六淫侵袭有当令之时气和非时之气。但在不同季节，风邪每与当令之时气相合伤人而表现为不同证候，如遇秋冬寒冷之季，风与寒合，多为风寒之证；春夏温暖之季，风与热合，多为风热之证；夏秋之交，暑多夹湿，每又表现为风暑夹湿证候。但一般以风寒、风热为多见。

2. 时行病毒

时行者指与岁时有关，每2～3年一次小流行，每10年左右一次大流行的邪气；病毒者指一种为害甚烈的异气，或称疫疠之气，具有较强传染性的邪气。《诸病源候论·时气病诸候》："因岁时不和，温凉失节，人感乖戾之气而生病者，多相染易"，即指时行病毒之邪。人感时行病毒而病感冒则为时行感冒。

3. 正气失调

六淫病邪或时行病毒能够侵袭人体引起感冒，除因邪气特盛外，还与人体的正气失调有关。或是由于正气素虚，或素有肺系疾病，不能调节肺卫而感受外邪。即使体质素健，若因生活起居不慎，如疲劳、饥饿而致机体功能状态下降，或因汗出衣裏冷湿，或餐凉露宿、冒风沐雨，或气候变化时未及时加减衣服等，正气失调、腠理不密，邪气得以乘虚而入。

因此，感冒是否发生决定于正气与邪气两方面的因素：一是正气能否御邪，有人常年不易感冒，即是正气较强常能御邪之故，有人一年多次感冒，即是正气较虚不能御邪之故，"邪之所凑，其气必虚"，提示了正气不足或卫气功能状态暂时低下是感冒的决定因素；二是邪气能否战胜正气，即感邪的轻重，邪气轻微不足以胜正则不患感冒，邪气盛如严寒、时行病毒，邪能胜正则易患感冒，所以邪气是感冒的重要因素。

以风为首的六淫病邪或时邪病毒，侵袭人体的途径或从口鼻而入，或从皮毛而入。因风性轻扬，《素问·太阴阳明论》说："伤于风者，上先受之"，肺为脏腑之华盖，其位最高，开窍于鼻，职司呼吸，外主皮毛，其性娇气，不耐邪侵，故外邪从口鼻、皮毛入侵，肺卫首当其冲。感冒的病位在肺卫，其基本病机是外邪影响肺卫功能失调，导致卫表不和、肺失宣肃，尤以卫表不和为主要方面。卫表不和，故见恶寒、发热、头痛、身痛、全身不适等症；肺失宣肃，故见鼻塞、流涕、打喷嚏、喉痒、咽痛等症。由于四时六气不同、人体素质之差异，在临床上有风寒、风热和暑热等不同证候，在病程中还可见寒与热的转化或错杂。感受时行病毒者，病邪从表入里，传变迅速，病情急且重。

三、体质特点及相关疾病的检查

（一）体质特点

体质不同则疾病的易感性、抵御性及患病后疾病的发生、发展、预后等将会有不同的趋势，明确自身的体质类型可准确进行辨证论治，得到良好的临床治疗效果。各种体质均易罹患感冒，正所谓"邪之所凑、其气必虚"，气虚质、痰湿质、阳虚质等体质者相对于其他体质者，更易罹患感冒，其具体表现如下。

1. 气虚质

总体特征：元气不足，以疲乏、气短、自汗等气虚表现为主要特征。

形体特征：肌肉松软不实。

常见表现：平素语音低弱，气短懒言，容易疲乏，精神不振，易出汗，舌淡红、舌边有齿痕，脉弱。

心理特征：性格内向，不喜冒险。

对外界环境适应能力：不耐受风、寒、暑、湿邪。

2. 痰湿质

总体特征：痰湿凝聚，以形体肥胖、腹部肥满、口黏苔腻等痰湿表现为主要特征。

形体特征：体形肥胖，腹部肥满松软。

常见表现：面部皮肤油脂较多，多汗且黏，胸闷，痰多，口黏腻或甜，喜食肥甘甜黏，苔腻，脉滑。

心理特征：性格偏温和、稳重，多善于忍耐。

对外界环境适应能力：对梅雨季节及湿重环境适应能力差。

3. 阳虚质

总体特征：畏寒，手足不温，舌淡胖嫩、舌边有齿痕、苔润，脉象沉迟。

形体特征：形体白胖、肌肉松软。

常见表现：平素畏冷，手足不温，精神不振，睡眠偏多，舌淡胖嫩有齿痕、苔润，脉象沉迟，大便稀溏、小便清长。

心理特征：性格多沉静、内向。

对外界环境适应能力：不耐受寒邪，耐夏不耐冬。

（二）相关疾病检查

普通感冒常在季节交替和冬春季节发病，起病较急，早期症状主要以鼻部卡他症状为主。普通感冒主要依据典型的临床症状诊断，并在排除其他疾病的前提下确诊。临床上需要排除细菌性鼻窦炎、急性鼻窦炎、过敏性鼻炎等。细菌性鼻窦炎多在病毒性上呼吸道感染后症状加重。主要症状为鼻塞、脓性鼻涕增多、嗅觉减退和头痛。急性鼻窦炎患者可伴有发热和全身不适症状，相关的辅助检查有血常规＋超敏 C 反应蛋白、呼吸道病毒抗体谱、鼻窦部 CT 等。过敏性鼻炎分为季节性和常年性，多于接触过敏原（如花粉等）后出现症状，主要症状为阵发性喷嚏、流清水样鼻涕，发作过后如健康人。仅表现为鼻部症状或疲劳感，一般无发热等全身症状，且病程较长，常年反复发作或呈季节性加重，相关的辅助检查有过敏原测定、鼻内镜等。此外，如出现持续发热＞ 3 天，伴咳嗽、咳黄稠痰、胸痛、胸闷及其他下呼吸道症状，需立即就医并完善血常规＋超敏 C 反应蛋白、胸部 CT、呼吸道病毒抗体谱等相关检查。

流行性感冒（流感）是由流感病毒引起的一种急性呼吸道传染病，发病具有季节性，也可全年流行，人群普遍易感，孕产妇、婴幼儿、老年人及有慢性基础疾病的患者易发展为重症或危重症，死亡风险较高。主要诊断依据是流行病学史（发病前 7 天内在无有效个人防护的情况下与疑似或确诊流感患者有密切接触，或属于流感样病例聚集发病者之一）和流感临床表现（主要以发热、头痛、肌痛和全身不适起病，体温达 39℃～40℃，可伴有畏寒、寒战，多伴全身肌肉关节酸痛、乏力、食欲减退等全身症状，常有咽喉痛、干咳，可有鼻塞、流涕、胸骨后不适、颜面潮红、眼结膜充血等）。部分患者症状轻微或无流感症状，无并发症者呈自限性，多于发病 3 天或 4 天后发热逐渐消退、全身症状好转，但咳嗽、体力恢复常需较长时间。相关的辅助检查有流感病毒核酸检测、流感病毒抗原检测等。

四、中医常用药物干预

（一）辨证选择口服中药汤剂

1. 风寒感冒

临床表现：恶寒重，发热轻，无汗，头痛，肢节酸疼，鼻塞声重，时流清涕，喉痒，咳嗽，痰稀薄、色白，舌苔薄白，脉浮或浮紧。

治法：辛温解表，宣肺散寒。

方药：荆防败毒散加减（荆芥、防风、柴胡、薄荷、羌活、独活、川芎、枳壳、前胡、桔梗、茯苓、甘草）。风寒重、恶寒甚者，加麻黄、桂枝；头痛者，加白芷；项背强痛者，加葛根；风寒夹湿、身热不扬、身重苔腻、脉濡者，用羌活胜湿汤加减；风寒兼气滞、胸闷呕恶者，用香苏散加减；表寒兼里热，又称"寒包火"，发热恶寒、鼻塞声重、周身酸痛、无汗口渴、咽痛、咳嗽气急、痰黄黏稠或尿赤便秘、舌苔黄白相兼、脉浮数者，解表清里，用双解汤加减。风寒感冒可用成药如午时茶、通宣理肺丸等。

2. 风热感冒

临床表现：发热，微恶风寒，或有汗，鼻塞，打喷嚏，流浊涕，头痛，咽喉痛，咳嗽痰稠，舌苔薄黄，脉浮数。

治法：辛凉解表，宣肺清热。

方药：银翘散加减（金银花、连翘、薄荷、荆芥、淡豆豉、桔梗、牛蒡子、甘草、竹叶、芦根）。发热甚者，加黄芩、石膏、大青叶以清热；头痛重者，加桑叶、菊花、蔓荆子以清利头目；咽喉肿痛者，加板蓝根、玄参以利咽解毒；咳嗽痰黄者，加黄芩、知母、浙贝母、杏仁、瓜蒌壳以清肺化痰；口渴重者，重用芦根，加花粉、知母以清热生津。时行感冒呈流行性发生，寒战，高热，全身酸痛乏力，或有化热传变之势，重在清热解毒，方中加大青叶、板蓝根、蚤休、贯众、石膏等[5]。风热感冒可用化痰止咳合剂、银翘解毒片（丸）、羚翘解毒片、桑菊止咳合剂等。时行感冒用板蓝根冲剂等。

3. 暑湿感冒

临床表现：多发生于夏季，面垢身热汗出，但汗出不畅，身热不扬，身重倦怠，头昏重痛，或有鼻塞流涕，咳嗽痰黄，胸闷欲呕，小便短赤，舌苔黄腻，脉濡数。

治法：清暑祛湿解表。

方药：新加香薷饮加减（香薷、金银花、连翘、厚朴、扁豆）。

湿困卫表，身重少汗恶风者，加清水豆卷、藿香、佩兰以芳香化湿宣表；小便短赤者，加六一散、赤茯苓以清热利湿。暑湿感冒或感冒而兼见中焦诸症者，可用成药藿香正气丸（片、水、软胶囊）等。

4. 体虚感冒

临床表现：年老，或体质素虚，或病后，或产后体弱，气虚阴亏、卫外不固者，容易反复感冒，或感冒后缠绵不愈。素体气虚者易反复感冒，感冒则恶寒较重，或发热，热势不高，鼻塞流涕，头痛，汗出，倦怠乏力，气短，咳嗽、咳痰无力，舌质淡、苔薄白，脉浮无力。

治法：益气解表。

方药：参苏饮加减（人参、茯苓、甘草、紫苏叶、葛根、半夏、陈皮、桔梗、前胡、木香、枳壳、生姜、大枣）。表虚自汗者，加黄芪、白术、防风以益气固表；气虚甚而表证轻者，可用补中益气汤以益气解表。凡气虚易感冒者，可常服玉屏风散，增强固表卫外功能，以防感冒。

5. 阴虚感冒

临床表现：微恶风寒，少汗，身热，手足心热，头昏心烦，口干，干咳少痰，鼻塞流涕，舌红少苔，脉细数。

治法：滋阴解表。

方药：加减葳蕤汤（白薇、玉竹、葱白、薄荷、桔梗、豆豉、甘草、大枣）。阴伤明显、口渴心烦者，加沙参、麦冬、黄连、天花粉以清润生津除烦。

（二）中医外治法

1. 针刺

主穴：风池、大椎、列缺、合谷、曲池、外关穴。风寒者，加风门、肺俞穴；风热者，加曲池、尺泽穴；暑湿者，加中脘、足三里穴；邪盛体虚者，加肺俞、足三里穴。实证针用泻法，风寒者，可加灸；风热者，大椎、少商穴点刺放血。虚证针用补法。

2. 拔罐

风寒证可在风门、大椎、肺俞穴等处拔罐；风热证可在大椎穴处刺络拔罐。部位为肺俞、风门，或大椎至神道及其两旁作推罐。

五、饮食药膳

（一）饮食护理

感冒后应多饮水，清淡饮食，忌食生冷。感冒后应多吃新鲜的蔬菜、水果，如西红柿、菜花、萝卜、柚子、苹果、葡萄、猕猴桃、鲜枣、梨、柑橘类等。感冒之后不能吃的食物众多，因此感冒后的饮食禁忌事项也需要了解：①不要喝浓茶、浓咖啡；②不要吃粗纤维食物；③不要吃烧烤、煎炸食物；④不要吃重盐、辛辣刺激性食物。

（二）药膳

辨证选择日常药膳。

1. 风寒感冒

头痛，恶寒重，发热轻，无汗，鼻流清涕，鼻塞声重，咽痒咳嗽，肢节酸疼，痰稀薄、色白，舌苔薄白润，脉浮或浮紧。

治法：辛温解表。

可选以下药膳。

（1）姜糖苏叶饮（生姜3克，紫苏叶3克，红糖15克）。出自《本草汇言》。将生姜、紫苏叶洗净，切成细丝，同置茶杯中，加沸水浸泡5～10分钟，放红糖拌匀即成。

（2）五神汤（荆芥10克，紫苏叶10克，茶叶6克，生姜6克，红糖30克）。出自《惠直堂经验方》。红糖加水适量，烧沸，使红糖溶解。荆芥、紫苏叶、茶叶、生姜用另一锅加水小火煎沸，倒入红糖溶解搅匀即成。趁热饮。

（3）葱白粥（葱白15克，生姜3片，粳米适量）。先将葱白切末备用，粳米洗净加适量水煮成粥后，再加入葱白末、生姜片，盖上锅盖，小火熬煮5～10分钟即可。

2. 风热感冒

发热，微恶风寒，或有汗，鼻塞，打喷嚏，流浊涕，头痛，咽喉痛，咳嗽痰稠，舌苔薄黄，脉浮数。

可选以下药膳。

（1）桑菊薄荷茶（桑叶5克，菊花5克，薄荷3克，绿茶2克）。将以上四味同入杯用沸水冲泡，加盖焖10分钟即成。代茶饮，频频饮用，可连续冲服3～5次，当日饮完。

功效：发散风热。主治：风热感冒。

（2）薄荷绿茶（鲜薄荷叶 4 克，绿茶 3 克，白糖适量）。将薄荷叶去除老、黄叶等杂物，清水洗净，控干，与茶叶一同倒入干净茶壶内，加入刚煮沸的水，加盖焖 10 分钟后，加适量白糖即成。早晚分服。功效：疏风解表，清热解毒。主治：风热感冒。

3. 暑湿感冒

身热不扬，身重倦怠，头昏重痛，或有鼻塞流涕，咳嗽痰黄，胸闷欲呕，小便短赤，舌苔黄腻，脉濡数。

可选以下药膳。

（1）豆豉冬瓜粥（淡豆豉 50 克，连皮冬瓜 250 克，粳米 50 克）。将冬瓜洗净，切成片，与淘洗干净的粳米和豆豉一同入锅，加水适量，熬煮成粥。早晚分食。功效：清热解暑，通淋利尿。主治：暑湿感冒，对伴有尿频、浮肿者尤为适宜。

（2）海带绿豆粥（绿豆 50 克，海带 60 克，粳米 100 克，陈皮 3 克，白糖适量）。将海带浸透，洗净。绿豆、粳米、陈皮分别浸软，洗净。将全部用料放入开水锅内，旺火煮沸后，转小火熬成粥，加白糖，再煮沸即成。早晚分食。功效：清热解暑，利尿通淋。主治：暑湿感冒。

六、起居情志预防

1. 起居护理

居室环境干净、整洁，生活起居规律，合理安排休息与活动，避免过劳。在气候变化大、季节交替的时候要采取措施，防寒保暖、避免风寒，适当运动。

2.情志护理

保持心情平和稳定，调整心态，缓解紧张情绪。

七、预后康复

绝大多数感冒（急性上呼吸道感染）具有自限性，通常病情较轻、病程短、可自愈，且预后良好，但少数年老、体弱、基础疾病较多，尤其合并严重慢性肺部疾病如慢性阻塞性肺疾病（简称慢阻肺）的患者，可因严重并发症导致预后不良。流感病毒容易引起重症病例，尤其是老年人、儿童、体弱者、基础疾病较多者、孕妇等。需要早期识别并引起重视。

第三节　肺痈

一、简介概况

肺痈是指由于热毒瘀结于肺，以致肺叶生疮、肉败血腐、形成脓疡，以发热、咳嗽、胸痛、咳吐腥臭浊痰，甚则咳吐脓血痰为主要临床表现的一种病证[6]。肺痈属内痈之一，是内科较为常见的疾病。中医药治疗本病有着丰富的经验，历代医家创立了许多有效方剂，其中不少方药长期为临床所选用。肺痈主要见于西医学的肺脓肿。其他如化脓性肺炎、肺坏疽及支气管扩张、肺结核空洞等伴化脓性感染者出现肺痈的临床表现时[7]，也可参考本节辨证论治。

二、中医病因病机

本病由感受外邪、内犯于肺，或痰热素盛、蒸灼肺脏，以致热壅血瘀、蕴酿成痈、血败肉腐化脓。

1. 感受外邪

多为风热外邪自口鼻或皮毛侵犯于肺所致，正如《类证治裁·肺痿肺痈论治》所说："肺痈者，咽干吐脓，因风热客肺，蕴毒成痈。"或因风寒袭肺，未得及时表散，内蕴不解，郁而化热所为，《张氏医通·肺痈》曾说："肺痈之候，盖由感受风寒，未经发越，停留肺中，蕴发为热。"肺脏受邪热熏灼，肺气失于清肃，血热壅聚而成。

2. 痰热素盛

平素嗜酒太过或嗜食辛辣炙煿厚味，酿湿蒸痰化热，熏灼于肺；或肺脏宿有痰热；或他脏痰浊瘀结日久，上干于肺，形成肺痈。若宿有痰热蕴肺，复加外感风热，内外合邪，则更易引发本病。《医宗金鉴·外科卷·肺痈》曾指出："此证系肺脏蓄热，复伤风邪，郁久成痈。"

3. 劳累过度

正气虚弱，则卫外不固，外邪易乘虚侵袭，是致病的重要内因。本病病位在肺，病理性质属实、属热。《杂病源流犀烛·肺病源流》谓："肺痈，肺热极而成痈也。"因邪热郁肺，蒸液成痰，邪阻肺络，血滞为瘀，而致痰热与瘀血互结，蕴酿成痈，血败肉腐化脓，肺损络伤，脓疡溃破外泄，其成痈化脓的病理基础，主要在热壅血瘀。

本病的病理演变过程，可以随着病情的发展、邪正的消长，表现为初期、成痈期、溃脓期、恢复期等不同阶段。

初期，因风热（寒）之邪侵犯卫表、内郁于肺，或内外合邪，肺卫同病，蓄热内蒸，热伤肺气，肺失清肃，出现恶寒、发热、咳嗽等肺卫表证的症状。

成痈期，为邪热壅肺，蒸液成痰，气分热毒浸淫及血，热伤血脉，血为之凝滞，热壅血瘀，蕴酿成痈，出现高热、振寒、咳嗽、气急、胸痛等痰瘀热毒蕴肺的症状。

溃脓期，为痰热与瘀血壅阻肺络，肉腐血败化脓，肺损络伤，脓疡溃破，排出大量腥臭脓痰或脓血痰。

恢复期，为脓疡内溃外泄之后，邪毒渐尽，病情趋向好转，但因肺体损伤，故可见邪去正虚、阴伤气耗的病理过程，继则正气逐渐恢复，痈疡渐告愈合。若溃后脓毒不尽，邪恋正虚，则致迁延反复，日久不愈，病势时轻时重，进而转为慢性。

三、体质特点及相关疾病的检查

（一）体质特点

肺痈者多见痰热素盛、平素嗜酒太过或嗜食辛辣炙煿厚味者；慢性肺痈者，多因溃后脓毒不尽，邪恋正虚，则致迁延反复，日久不愈，病势时轻时重，进而转为慢性。故肺痈体质多以痰湿质、湿热质、气虚质为主，其具体表现如下。

1. 痰湿质

总体特征：痰湿凝聚，以形体肥胖、腹部肥满、口黏苔腻等痰湿表现为主要特征。

形体特征：体形肥胖，腹部肥满松软。

常见表现：面部皮肤油脂较多，多汗且黏，痰多、多为腥臭脓痰、易咳出，口黏腻或甜，喜食肥甘甜黏，苔腻，脉滑。

心理特征：性格偏温和、稳重，多善于忍耐。

对外界环境适应能力：对梅雨季节及湿重环境适应能力差。

2. 湿热质

总体特征：以肢体困重、食欲不振、口干、口苦、大便黏滞不爽等湿热表现为主要特征。

形体特征：胖瘦均见。

常见表现：头昏沉不适，痰黄腥臭、质黏，尿黄而短，大便黏滞不爽等，舌红、苔黄腻，脉滑。

心理特征：情绪激动、心烦易怒。

对外界环境适应能力：对梅雨季节及湿重环境适应能力差。

3. 气虚质

总体特征： 形体多消瘦或肥胖，症见乏力、头晕、少气懒言、语言低微、动则汗出、纳差等。

形体特征： 胖瘦均见。

常见表现： 咯吐脓血渐少，臭味亦减，痰液转为清稀；或见胸胁隐痛，难以久卧，气短乏力，自汗、盗汗，低热，午后潮热，心烦，口干咽燥，面色不华，形瘦神疲，舌质红或淡红、苔薄，脉细或细数无力。

心理特征： 易烦，健忘。

对外界环境适应能力： 不耐受风、寒邪。

（二）相关疾病检查

本病相当于西医学的肺脓肿，其相关辅助检查如下。

1. 周围血象

外周血白细胞计数及中性粒细胞均显著增加，总数可达 $(20 \sim 30) \times 10^9/L$，中性粒细胞在 90% 以上。慢性肺脓肿患者白细胞可无明显改变，但可有轻度贫血、红细胞沉降率加快。

2. 病原学检查

病原学检查对肺脓肿诊断、鉴别诊断及指导治疗均十分重要。由于口咽部存在大量细菌定植，故痰培养不能确定肺脓肿病原体，若避开上呼吸道直接在肺脓肿部位或引流支气管内采样，则有很高的临床价值。血源性肺脓肿者血培养可发现病原体。伴有脓胸或胸腔积液者，胸腔积液病原菌检测是极佳的确定病原体的方式，阳性结果可直接代表肺脓肿病原体。阿米巴肺脓肿者痰检可通过发现滋养体和包囊而确诊。

3. 影像学检查

肺脓肿的 X 线表现可因病期的不同阶段而异。早期化脓性炎症阶段为大片浓密模糊阴影，边缘不清。进一步发展会出现圆形或不规则透亮区及液平面。这时一部分肺脓肿可因炎症吸收好转而消散，最后残留少许条索状阴影而治愈；一部分发展为慢性肺脓肿，脓腔壁增厚，内壁不规则，X 线表现为有透亮区。胸部 CT 可见浓密球形病灶，其中有液化；或呈类圆形厚壁脓腔，腔内可见气液平，脓腔内壁常呈不规则状，周围有模糊的炎症影。纤维支气管镜检查有助于发现病因，吸出痰液查致病菌，排除支气管内肿瘤。

四、中医常用药物干预

清热散结、解毒排脓以祛邪，是治疗肺痈的基本原则。针对不同病期，分别采取相应治法。如初期，清肺散邪；成痈期，清热解毒、化瘀消痈；溃脓期，排脓解毒；恢复期，阴伤气耗者养阴益气，久病邪恋正虚者扶正祛邪。在肺痈的治疗过程中，要坚持在成脓前给予大剂量清肺消痈之品以力求消散；已成脓者当解毒排脓，按照"有脓必排"的原则，尤以排脓为首要措施；脓毒消除后，再予以补虚养肺。

（一）分证论治

1. 初期

临床表现：发热微恶寒，咳嗽，咳黏液痰或黏液脓性痰、痰量由少渐多，胸痛、咳时尤甚，呼吸不利，口干鼻燥，舌苔薄黄或薄白，脉浮数而滑。

治法：清热散邪。

方药：银翘散。

方中用金银花、连翘、芦根、竹叶以辛凉宣泄、清热解毒；配荆芥、薄荷、豆豉助金银花、连翘以辛散表邪、透热外出；桔梗、甘草、牛蒡子轻宣肺气。

2. 成痈期

临床表现：身热转甚，时时振寒，继则壮热不寒，汗出烦躁，咳嗽气急，胸满作痛，转侧不利，咳吐浊痰、呈黄绿色，自觉喉间有腥味，口干咽燥，舌苔黄腻，脉滑数。

治法：清肺化瘀消痈。

方药：《千金》苇茎汤合如金解毒散。

《千金》苇茎汤中，苇茎清解肺热；薏苡仁、冬瓜仁化浊祛痰；桃仁活血化瘀，全方共奏化痰泄热、通瘀散结消痈之功。如金解毒散中，黄芩、黄连、山栀、黄柏降火解毒；甘草、桔梗解毒祛痰、宣肺散结以消痈。两方合用则具清热解毒，化浊祛痰，活血散瘀，解痰、瘀、热毒之壅滞，散结消痈之功效。

3. 溃脓期

临床表现：突然咳吐大量血痰，或痰如米粥，腥臭异常，有时咯血，胸中烦满而痛，甚则气喘不能平卧，身热面赤，烦渴喜饮，舌质红、苔黄腻，脉滑数或数实。

治法：排脓解毒。

方药：加味桔梗汤。

方中桔梗宣肺祛痰、排脓散结，为本方排脓之主药，用量宜大；薏苡仁、贝母、橘红化痰散结排脓；金银花、甘草清热解毒；葶苈子泄肺除壅；白及凉血止血。另可加黄芩、鱼腥草、野荞麦根、败酱草、蒲公英等清肺解毒排脓。

4. 恢复期

临床表现：身热渐退，咳嗽减轻，咳吐脓血渐少，臭味亦减，痰液转为清稀，或见胸胁隐痛，难以久卧，气短乏力，自汗、盗汗，低热，午后潮热，心烦，口干咽燥，面色不华，形瘦神疲，舌质红或淡红、苔薄，脉细或细数无力。

治法：益气养阴清肺。

方药：沙参清肺汤合竹叶石膏汤。

方中黄芪、太子参、粳米、北沙参、麦冬等益气养阴；石膏清肺泄热；桔梗、薏苡仁、冬瓜仁、半夏等排脓祛痰消痈；白及、合欢皮止血祛腐生肌。低热者，可酌加功劳叶、地骨皮、白薇以清虚热；脾虚食少便溏者，加白术、茯苓、山药以补益脾气、培土生金。

（二）中医特色外治法

1. 穴位贴敷

可用疏风宣肺、止咳化痰药敷贴胸背部腧穴，取穴天突、大椎、肺俞（双）、中府，每天换 1 次药贴。

2. 隔盐灸

取肺俞、巨骨、尺泽、列缺、孔最、太渊等穴位。

3. 针灸

主穴选择肺俞、中府、列缺、太渊等。实证针用泻法，兼本虚者针用平补平泻法。

4. 耳穴压豆

调节脏腑功能。

五、饮食药膳

（一）饮食护理

饮食宜清淡，需戒除浓茶，多吃具有润肺、生津化痰作用的水果，如梨、枇杷、萝卜、荸荠等；饮食不宜过咸，忌油腻厚味、辛辣刺激及海腥发物，如大蒜、海椒、韭菜、海虾等；严禁烟酒。

（二）药膳

辨证选择日常药膳。

1. 初期

银耳橘羹汤：取水发银耳 100 克，罐头橘瓣 200 克，白糖适量。先将银耳去蒂洗净，加水适量，用小火煮透。改用大火炖烧时，加入白糖和清水，待银耳质地柔软时加入罐头橘瓣，稍煮，当点心食用。具有补气益肾、止咳化痰的功效。适用于肺热咳嗽、肺燥干咳、痰中带血等。

2. 成脓期

苹果雪梨羹：取苹果 1 个，雪梨 1 个，陈皮 3 克，白糖 30 克，淀粉适量。先将苹果、梨去皮核、切成丁，陈皮洗净、切碎，一同放入锅内，加水适量，煮至烂熟，加入白糖，再用湿淀粉勾薄芡，佐餐食用。丝瓜杏仁排骨汤：取丝瓜 3 条，排骨 250 克，杏仁 20 克，生姜 3 片。将上述用料一齐放入清水中，大火煲滚后，改小火煲 2 小时，下盐调味即可。具有补中益气、清热化痰的功效。

3. 溃脓期

百合银耳汤：取百合 15 克，银耳 12 克，太子参 15 克，冰糖适量。先将银耳用清水泡发，去杂质、洗净，与洗净的百合、太子参一同放入砂锅内，加水适量，先用大火煮沸，再转用小火炖至银耳熟烂，加冰糖调味，分 2 次温服，日服 1 剂。本方具有滋阴益气的功效。

4.恢复期

胡萝卜红枣汤：取胡萝卜120克，红枣40克。先将红枣洗净、泡2小时，胡萝卜洗净，与红枣一并放入砂锅内，加入清水，煮约1小时，以红枣熟烂为度，日服1剂，分早晚2次服用。适用于气阴不足、肺气上逆所致的呛咳阵作、精神疲乏等。具有养阴益气、利气止痰的功效。

六、起居情志预防

1.起居护理

应做到安静卧床休息，每天观察体温、脉象的变化，观察痰与脓色、质、量、味的改变。注意室温的调节，做好防寒保暖工作，以防复感。在溃脓期可根据肺部病位，予以体位引流，如见大量咯血，应警惕血块阻塞气道。

2.情志护理

保持心情平和稳定，调整心态，缓解紧张情绪，避免精神刺激。使患者心情放松，情绪稳定。

七、预后康复

本病的转归和预后，与热毒的轻重、体质的强弱、诊治是否及时和得当等因素有关。凡能早期确诊、及时治疗者，在初期即可截断病势的发展，不致酿成肺痈；若在成痈初期即得到有力的清解消散，则病情较轻、疗程较短；凡老人、儿童、体弱和饮酒成癖者患本病，因正气虚弱或肺有郁热，须防其病情迁延不愈或发生变证。此外，如迁延为慢性、有手术指征者，可请外科处理。

第四节　哮病

一、简介概况

哮病是一种发作性的痰鸣气喘疾病，是由于宿痰伏肺，遇诱因或感邪引触，痰阻气道，肺失肃降，痰气搏击，而致痰鸣如吼、气息喘促。发作时以喉中哮鸣有声，呼吸气促困难，甚至喘息不能平卧为主要表现。哮病是内科常见病证之一，在我国北方更为多见，一般认为本病的发病率约占人口的2%[8]。中医药对本病积累了丰富的治疗经验，方法多样、疗效显著，不仅可以缓解发作时的症状，而且可以通过扶正治疗达到祛除夙根、控制复发的目的。根据本病的定义和临床表现，本病相当于西医学的支气管哮喘，西医学的喘息性支气管炎或其他急性肺部过敏性疾患所致的哮喘均可参考本病辨证论治。

二、中医病因病机

本病的发生，为宿痰内伏于肺，每因外感侵袭、饮食不当、情志刺激、体虚劳倦等诱因而触发，以致痰阻气道、肺失肃降、肺气上逆、痰气搏击而发出痰鸣气喘声。

1. 外邪侵袭

外感风寒或风热之邪，失于表散，邪蕴于肺，壅阻肺气，气不布津，聚液生痰。《临证指南医案·哮》说："宿哮……沉瘤之病……寒入背腧，内合肺系，宿邪阻气阻痰。"如吸入风媒花粉、烟尘、异味气体等，影响肺气的宣发，以致津液凝痰，亦为哮病的常见病因。

2. 饮食不当

属于特禀质的人，常因饮食不当，误食自己不能食的食物，如海膻发物，而致脾失健运、饮食不归正化、痰浊内生而病哮。《医碥·喘哮》说："哮者……得之食味酸咸太过，渗透气管，痰入结聚，一遇风寒，气郁痰壅即发。"故古有称之为"食哮""鱼腥哮""卤哮""糖哮""醋哮"者。

3. 情志刺激

情志失调，悄怀不遂，忧思气结，肝失调达，气失疏泄，肺气痹阻，或郁怒伤肝，肝气上逆于肺，肺气不得肃降，气不布津，痰浊内生，痰气搏结，壅塞气道，而致喘病。

4. 体虚及病后

体质不强，则易受外邪侵袭。有因家族禀赋而致幼年时发有哮病者，称之为《临证指南医案·哮》所言之"幼稚天哮"。若病后体虚，如幼年时患麻疹、顿咳，或反复感冒、咳嗽日久等病，以致肺气亏虚、气不化津、痰饮内生；或病后阴虚火旺，热蒸液聚，痰热胶固而病哮。一般而言，体质不强者多以肾虚为主，而病后所致者多以肺脾虚为主。

哮病病位在肺，与脾、肾等脏腑关系密切，脾不能运化精微、肾不能蒸化水液，以致津液凝聚成痰、伏藏于肺，成为发病的潜在凤根，因各种诱因而引发。

哮病发作时的基本病理变化为伏痰遇感引触，邪气触动停积之痰，痰随气升，气因痰阻，痰气壅塞于气道，气道狭窄挛急，通畅不利，肺气宣降失常而喘促，痰气相互搏击而致痰鸣有声。《证治汇补·哮病》说："因内有壅塞之气，外有非时之感，膈有胶固之痰，三者相合，闭拒气道，搏击有声，发为哮病。"《医学实在易·哮证》也认为哮病为邪气与伏痰"狼狈相依，窒塞关隘，不容呼吸，而呼吸正气，转触其痰，鼾齁有声"。由此可知，哮病发作时的病理环节为痰阻气闭，以邪实为主。由于病因不同，体质差异，又有寒哮和热哮之分。哮因寒诱发，素体阳虚，痰从寒化，属寒痰为患则发为寒哮；若因热邪诱发，素体阳盛，痰从热化，属痰热为患则发为热哮。或由痰热内郁，风寒外束，则为寒包火证。寒痰内郁化热，寒哮亦可转化为热哮。

若哮病反复发作，寒痰伤及脾肾之阳，热痰伤及肺肾之阴，则可从实转虚。于是，肺虚不能主气，气不布津，则痰浊内蕴，并因肺主皮毛，卫外不固，而更易受外邪的侵袭诱发；脾虚不能转输水津上归于肺，反而积湿生痰；肾虚精气亏乏，摄纳失常，则阳虚水泛为痰，或阴虚虚火灼津生痰，因肺、脾、肾虚所生之痰上贮于肺，影响肺之宣发肃降功能。可见，哮病为本虚标实之病，标实为痰浊，本虚为肺脾肾虚。因痰浊而导致肺、脾、肾虚衰，肺、脾、肾虚衰又促使痰浊生成，使伏痰益固，且正虚降低了机体抗御诱因的能力。本虚与标实互为因果，相互影响，故本病难以速愈和根治。发作时以标实为主，表现为痰鸣气喘；在间歇期以肺、脾、肾等脏器虚弱之候为主，表现为短气、疲乏，常有轻度哮症。若哮病大发作，或发作呈持续状态，邪实与正虚错综并见，肺肾两虚而痰浊又复壅盛，严重者因不能调节心血的运行，命门之火不能上济于心，则心阳亦同时受累，甚至发生喘脱危候。

三、体质特点及相关疾病的检查

（一）体质特点

体质不同则疾病的易感性、抵御性及患病后疾病的发生、发展、预后等将会有不同的趋势，明确自身的中医体质类型可准确进行辨证论治，得到良好的临床治疗效果。哮病患者多以气虚质、痰湿质、气郁质为主，具体表现如下。

1. 气虚质

总体特征：元气不足，以疲乏、气短、自汗等气虚表现为主要特征。

形体特征：肌肉松软不实。

常见表现：平素语音低弱，气短懒言，容易疲乏，精神不振，易出汗，舌淡红、舌边有齿痕，脉弱。

心理特征：性格内向，不喜冒险。

对外界环境适应能力：不耐受风、寒、暑、湿邪。

2. 痰湿质

总体特征：痰湿凝聚，以形体肥胖、腹部肥满、口黏苔腻等痰湿表现为主要特征。

形体特征：体形肥胖，腹部肥满松软。

常见表现：面部皮肤油脂较多，多汗且黏，胸闷，痰多，口黏腻或甜，喜食肥甘甜黏，苔腻，脉滑。

心理特征：性格偏温和、稳重，多善于忍耐。

对外界环境适应能力：对梅雨季节及湿重环境适应能力差。

3. 气郁质

总体特征：气机郁滞，以神情抑郁、忧虑脆弱等气郁表现为主要特征。

形体特征：多以消瘦为主。

常见表现：神情抑郁，情感脆弱，烦闷不乐，舌淡红、苔薄白，脉弦。

心理特征：性格内向不稳定，敏感多虑。

对外界环境适应能力：对精神刺激适应能力差，不适应阴雨天气。

（二）相关疾病检查

本病相当于西医学的支气管哮喘，其相关的辅助检查如下。

1. 肺功能检查

肺功能检查有助于哮喘的诊断，也是评估哮喘控制程度的重要依据之一。诊断该病主要是结合病史及肺功能检查。其肺功能检查主要有以下几点。

（1）支气管激发试验：适用于通气功能在正常预计值70%以上的患者，一般应用的吸入激发剂为醋甲胆碱或组胺，通常以吸入激发剂后第一秒用力呼气量（forced expiratory volume in first second, FEV1）下降≥20%判断结果为阳性，提示存在气道高反应性。

（2）支气管舒张试验：吸入支气管舒张剂后，FEV1增加＞12%，且FEV1绝对值增加＞200毫升；或抗感染治疗4周后与基线值比较，FEV1增加＞12%，且FEV1绝对值增加＞200毫升（排除呼吸道感染）。

（3）呼气峰流速：呼气流量峰值（peak expiratory flow, PEF）平均每日昼夜变异率（至少连续7天每日PEF昼夜变异率之和/总天数）＞10%，或PEF周变异率{[（2周内最高PEF值-最低PEF值）/（2周内最高PEF值+最低PEF值）×1/2]×100%}＞20%，表明气道有可逆性的改变。

2. 痰液中嗜酸性粒细胞计数

痰液中嗜酸性粒细胞计数可评估与哮喘相关的气道炎症。哮喘的本质是多细胞（嗜酸性粒细胞、肥大细胞、T 淋巴细胞、中性粒细胞、血管内皮细胞、气道上皮细胞、血小板等）及细胞内组分参与的气道慢性炎症，主要的效应细胞是嗜酸性粒细胞，嗜酸性粒细胞有大量低亲和力的 IgE 受体，可通过 IgE 介导并激活气道上皮炎症介质、细胞因子，并参与气道变态反应。哮喘患者痰液涂片显微镜检查可见较多的嗜酸性粒细胞，大多数哮喘患者诱导痰液中嗜酸性粒细胞计数增高（> 2.5%），且与哮喘症状相关。抗感染治疗后可使痰液中嗜酸性粒细胞计数降低，诱导痰嗜酸性粒细胞计数可作为评价哮喘的气道炎性指标之一，也是评估糖皮质激素治疗反应性的敏感指标[9]。

3. 呼出气一氧化氮（FeNO）

FeNO 是一种新型、无创、方便检测的生物标志物，主要与过敏性炎症相关，有助于预测哮喘的发生、发展及急性加重，能明确哮喘表型，有助于哮喘的诊断和治疗、评估激素治疗的疗效。

FeNO 的正常范围是 5 ~ 25 ppb（液体浓度的一种单位符号），当呼吸道存在嗜酸性粒细胞性炎症时，FeNO 的数值往往明显升高；当 25 ppb < FeNO < 50 ppb 时，认为有混合型气道炎症；当 FeNO > 50 ppb 时，认为气道有嗜酸性炎症，具有辅助诊断哮喘的意义[10]。

4. 过敏原皮试或血清特异性 IgE 测定

可通过过敏原皮试或血清特异性 IgE 测定证实哮喘患者的变态反应状态，以帮助了解导致个体哮喘发生和加重的危险因素，也可帮助确定特异性免疫治疗方案。

四、中医常用药物干预

哮喘因先天禀赋异常、痰浊内伏，可分为发作期和缓解期两个疾病阶段。《丹溪治法心要·喘》："未发，以扶正气为要；已发，以攻邪为主。"故"发作时治标，平时治本"是本病的治疗原则。发作时以痰阻气道为主，故治以祛邪治标、豁痰利气，但应分清痰之寒热，寒痰则温化宣肺，热痰则清化肃肺，表证明显者兼以解表。缓解时以正虚为主，故治以扶正固本，但应分清脏腑阴阳，阳虚者予以温补，阴虚者予以滋养，肺虚者补肺，脾虚者健脾，肾虚者益肾，以冀减轻、减少或控制其发作。至于病深日久，发时虚实兼见者，不可拘泥于祛邪治标，当标本兼顾、攻补兼施，寒热错杂者，当温清并用[11]。《景岳全书·喘促》说："扶正气者，须辨阴阳，阴虚者补其阴，阳虚者补其阳。攻邪气者，须分微甚，或散其风，或温其寒，或清其痰火。然发久者，气无不虚……若攻之太过，未有不致日甚而危者。"堪为哮病辨治的要领、临证应用的准则。

（一）辨证选择口服中药汤剂

1. 发作期

（1）寒痰证（寒哮）

临床表现：呼吸急促，喉中哮鸣有声，胸膈满闷如窒，咳不甚，痰少咳吐不爽，白色黏痰，口不渴，或渴喜热饮，天冷或遇寒而发，形寒怕冷，或有恶寒、打喷嚏、流涕等表寒证，舌苔白滑，脉弦紧或浮紧。

治法：温肺散寒，化痰平喘。

方药：射干麻黄汤加减（射干、炙麻黄、生姜、细辛、紫菀、款冬花、紫苏子)。

(2) 热痰证 (热哮)

临床表现: 气粗息涌, 喉中痰鸣如吼, 胸高胁胀, 张口抬肩, 咳呛阵作, 咳痰色黄或白, 黏浊稠厚, 排吐不利, 烦闷不安, 汗出, 面赤, 口苦, 口渴喜饮, 舌质红、苔黄腻, 脉弦数或滑数。

治法: 清热宣肺, 化痰定喘。

方药: 定喘汤加减 (炙麻黄、苦杏仁、黄芩、生石膏、桑白皮、款冬花、法半夏、白果、甘草)。

(3) 风痰证 (风痰哮)

临床表现: 喉中痰涎壅盛, 声如拽锯, 或鸣声如吹哨笛, 喘急胸满, 但坐不得卧, 咳痰黏腻难出, 或为白色泡沫痰液, 无明显寒热倾向, 面色青暗, 起病多急, 常倏忽来去。舌苔厚浊, 脉滑实。

治法: 疏风宣肺, 解痉止哮。

方药: 三子养亲汤加减 (紫苏子、莱菔子、白芥子、炙麻黄、地龙、蝉蜕、石菖蒲、白芍、白果、甘草、防风)。

2. 缓解期

(1) 脾肺气虚证

临床表现: 气短声低, 喉间时伴有轻度哮鸣, 痰多质稀、色白, 自汗, 怕风, 常易感冒, 倦怠乏力, 食少便溏, 舌质淡、苔白, 脉细。

治法: 健脾益肺, 培土生金。

方药: 六君子汤加减 (党参、白术、山药、薏苡仁、茯苓、法半夏、橘皮、五味子、甘草)。

(2) 肺肾两虚证

临床表现: 短气息促, 动则为甚, 吸气不利, 咳痰质黏起泡沫，腰酸腿软，不耐劳累；或伴五心烦热，颧红，口干，舌红少苔，脉细数；或有畏寒肢冷，面色苍白，舌苔淡白、质胖，脉沉细。

治法：补肺益肾。

方药：补肺散合金水六君煎加减（桑白皮、熟地黄、太子参、紫菀、五味子、当归、法半夏、陈皮、茯苓、炙甘草）。

（二）辨证选择中成药及中医特色疗法

1. 中成药

根据病情，可辨证选择静滴痰热清注射液，口服化痰止咳合剂（院内制剂）、桑菊止咳合剂（院内制剂）、鼻炎愈合剂（院内制剂）、玉屏风颗粒、金水宝胶囊等[12]。

2. 中医特色疗法

（1）针灸

1）实证常用穴位有大椎、身柱、风门、肺俞、丰隆、膻中、曲池、合谷、外关、商阳、鱼际等。

2）虚证常用穴位有肺俞、璇玑、膻中、天突、气海、关元、膏肓、神阙、三阴交、肾俞、复溜、命门等。每次选穴 8～10 个，或针或灸，每日 1 次，10 天为 1 个疗程，中间休息 1 周。

（2）贴敷法

参考《张氏医通》白芥子膏贴敷，炒白芥子、延胡索各 20 克，细辛、甘遂各 10 克，共研细末，用生姜汁调成糊状。将药糊贴敷于穴位上（双侧定喘穴、双侧肺俞穴、天突穴、膻中穴、双侧中府穴），用胶布固定。贴 4～6 小时后去药洗净，注意防止出现明显的皮肤损伤。

（3）其他中医特色疗法

根据病情可选择中药离子导入法、电针疗法、沐足疗法、砭石疗法、经络刺激疗法等。经络刺激疗法可选用数码经络导平治疗仪、针刺手法针疗仪等设备。

3. 冬令膏方

辨证选用不同的补益方药。

4. 肺康复训练

采用肺康复训练技术，如呼吸操、缩唇呼吸、肢体锻炼等，或选用中医传统气功、导引等方法进行训练。

五、饮食药膳

（一）饮食护理

在饮食方面，平素要吃得清淡，忌吃辛辣、煎炸等刺激性油腻食物，因其容易生痰，导致热助邪胜，邪热郁内而不达，久之可酿成痰热上犯于肺，加重病情；忌烟酒和过咸食物，烟、酒和过咸食物容易引发支气管的反应，加重咳嗽；饮食要倾向于清淡而有营养的食物，对于米面、蔬菜类食物可以适当地增加食用次数。多喝水，适当饮茶，茶叶中含有茶碱，能兴奋交感神经，使支气管扩张而减轻咳喘症状。

（二）药膳

辨证选择日常药膳。

1. 寒痰证（寒哮）

苏子杏仁生姜粥：紫苏子 12 克，苦杏仁 9 克，生姜 6 克，粳米 60 克，冰糖少许（亦可不用）。将紫苏子炒爆花，苦杏仁去皮、尖，与生姜分别捣烂混合备用。粳米淘净放入锅内，加水适量，小火煮至七成熟时加入以上 3 物，继续煮至熟烂成粥时，加入冰糖即成。温热服食，每日 1 剂。此粥有降气消痰、散寒邪、止咳嗽、平哮喘的作用，适用于哮病发作期寒哮患者。

2. 热痰证（热哮）

蕺菜海蜇拌莴苣：蕺菜（鱼腥草）100 克，海蜇 100 克，莴苣（莴笋）300 克，姜、葱、大蒜、盐、酱油、醋、芝麻油各适量。将蕺菜去掉黄叶及老化部分，洗净，放入沸水中焯后控水；海蜇洗净，煮熟，切丝；姜切丝，葱切段。莴苣去皮，洗净，切细丝，加入盐 2 克拌匀，腌渍 20 分钟，用手挤干水分。将海蜇、蕺菜、莴苣、姜、葱、盐、酱油、醋、芝麻油放入盆内，搅拌均匀，放入盘中即成。每天食用 1 次。本方有宣肺清热、化痰平喘的作用，适用于热哮患者。

3. 风痰证（风痰哮）

三子养亲粥：萝卜子、紫苏子、白芥子各 10 克，冰糖 5 克，大米 50 克，三子研细加水煮汁，汁成去渣。大米加水，常法煮粥，半熟时加三子汁，将熟时加冰糖使其溶化。粥熟即可饮服，每日可服 3 次。本药膳有疏风宣肺之功效，适用于哮病发作期风痰哮患者。

4. 脾肺气虚证

防哮粥：黄豆 50 克，玉竹 10 克，山药 15 克，黄芪 20 克，白梨 1 个，加水适量，煮熟黄豆，余汁 150 毫升，每次 15 毫升，每日 3 次。用于肺脾不足者。本药膳有健脾润肺的功效，适用于哮病缓解期脾肺气虚证患者。

5. 肺肾两虚证

鸡蛋核桃炸猪腰：鸡蛋清 100 克，核桃仁 60 克，猪腰（猪肾）400 克，葱花、姜末、盐、料酒、花生油各适量。将猪腰剖开，除去网膜，切成腰花，加入料酒、葱花、姜末拌匀，腌半小时，捞出沥干；核桃仁用水浸泡、去皮，在五成热的油锅中炸酥，取出沥油；锅中放油烧至五成热时，将切好的猪腰花朝下，捧在手心上，再放上一块儿核桃仁，用腰花包拢，均匀地抹上鸡蛋清，入油锅炸至金黄捞出；炸完后将油烧至八成热，将全部炸件下锅，再炸至深黄色，捞出沥尽油，装盘即可服食。每天1次。本药膳有补肺益肾、下气定喘、润燥化痰的功效，适用于哮病缓解期肺肾两虚证患者，尤适于肾阳虚患者。

六、起居情志预防

1. 起居护理

注意气候影响，做好防寒保暖，防止外邪诱发。避免接触刺激性气体及易致过敏的灰尘、花粉、食物、药物和其他可疑异物。宜戒烟酒，饮食宜清淡而富有营养，忌生冷、肥甘、辛辣、海膻发物等，以免伤脾生痰。鼓励患者根据个人身体情况，选择打太极拳、练内养功、练八段锦、散步或慢跑、做呼吸体操等方法长期锻炼，增强体质，预防哮病。

2. 情志护理

保持心情平和稳定，调整心态，缓解紧张情绪，避免精神刺激。当哮病发作时，患者常心情恐惧，最好有人陪护，使患者心情放松，情绪稳定。

七、预后康复

本病经常反复发作，病情顽固，迁延难愈，尤其是中老年、体弱久病者，难以根除，可发展为肺胀。部分中老年患者，通过异地生活可以自愈。部分儿童、青少年至成年时，肾气日盛，正气渐充，辅以药物治疗，可以终止发作。若哮喘大发作，持续不解，可能转为喘脱或内闭外脱，预后较差，应及时进行中西医结合救治。在康复调摄方面，哮病发作时，应密切观察哮鸣、喘息、咳嗽、咳痰等病情的变化，哮鸣咳嗽痰多、痰声漉漉或痰黏难咳者，用拍背、雾化吸入等法助痰排出。对喘息哮鸣、心中悸动者，应限制活动，防止喘脱。

第五节　肺胀

一、简介概况

肺胀是多种慢性肺系疾患反复发作、迁延不愈，导致肺气胀满、不能敛降的一种病证[13]。临床上以喘息气促、咳嗽咳痰、胸部膨满、憋闷如塞，或以唇甲发绀、心悸浮肿等为主要表现，严重者甚至出现昏迷、痉厥、出血、喘脱等危重症状。西医学的慢性支气管炎、支气管哮喘、支气管扩张、肺间质纤维化等合并肺气肿、慢性肺源性心脏病，临床表现与肺胀相似者，均可参照本病辨证论治。

二、中医病因病机

本病多因久病肺虚，致痰瘀潴留、肺气壅滞、气不敛降、还于肺间、胸膺胀满而成，逐渐损及脾、肾与心，每因复感外邪诱使病情发作或加剧。

1. 久病肺虚

内伤久咳、久哮、久喘、肺痨等慢性肺系疾患迁延失治，痰浊壅肺，日久导致肺虚，成为发病的基础。此外，长期吸烟、吸入粉尘亦是损伤肺脏、肺失宣降的重要因素。

2. 反复感邪

久病肺虚、痰瘀内结、卫外不固，导致六淫外邪反复乘袭，是肺胀日益加重的主要原因。六淫之中以风寒、风热多见，尤以风寒常见，故肺胀在冬春寒冷季节最易复发。

肺胀早期病变部位在肺，继则影响脾、肾，后期病及心。在本虚基础上，痰浊与瘀血交阻，是本病的病机特点。痰浊病初由肺气郁滞、脾失健运、津液不归正化而成，渐因肺虚不能化津、脾虚不能转输、肾虚不能蒸化，痰浊潴留益甚，喘咳持续难止。瘀血主要因痰浊内阻、气滞血瘀，或心之阳气虚损、血失推动、脉失温煦所致。由于痰浊水饮、瘀血内阻，肺、脾、肾虚弱，脏腑功能失调，机体防御功能低下，故易复感外邪，诱使病情反复发作或加剧。正虚感邪，痰浊或痰热蒙蔽心窍，心神失主，则意识朦胧、嗜睡，甚至昏迷；肝火夹痰上扰，气逆痰升，肝风内动则发生肢颤、抽搐；热迫血行，则动血而致出血。病情进一步发展可出现肢冷、汗出、脉微弱等元阳欲脱的现象。

肺胀的病理性质多属本虚标实，但有偏实、偏虚的不同，且多以标实为急。感邪则偏于邪实，平时偏于本虚。本虚早期多属气虚、气阴两虚，由肺而及脾、肾，晚期气虚及阳，以肺、肾、心为主，或阴阳两虚，但纯阴虚者罕见。正虚与邪实常互为因果，如阳气不足、卫外不固，则易感外邪、痰饮难蠲；阴虚则外邪、痰浊易从热化，故虚实诸候常夹杂出现，每致愈发愈频，甚则持续不已[14]。

三、体质特点及相关疾病的检查

（一）体质特点

肺胀以中老年人为主体，此阶段的人各脏腑功能衰退，气血津液减少，神气衰退，呈现一派虚的表现，所以虚是肺胀患者体质的共性，主要表现为气虚质和阳虚质。此外，肺胀患者的体质还包括痰湿质和血瘀质，具体特征如下。

1. 气虚质

总体特征：元气不足，以乏力、气短、汗出等气虚表现为主要特征。

形体特征：多消瘦或肥胖。

常见表现：神疲乏力，头晕，少气懒言，语言低微，动则汗出，纳差，舌质淡或舌体胖、舌边有齿痕，脉弱。

心理特征：性格内向、不喜冒险。

对外界环境适应能力：不耐受风、寒、湿、暑邪。

2. 阳虚质

总体特征：以畏寒肢冷、面色苍白、体倦嗜卧等阳虚表现为主要特征。

形体特征：肌肉松软。

常见表现：面色苍白，气息微弱，畏寒肢冷，大便溏，小便清长，舌质淡胖、苔薄白，脉沉迟。

心理特征：性格内向沉静，喜静厌动。

对外界环境适应能力：耐夏不耐冬，易感风、寒、湿邪。

3. 痰湿质

总体特征：以形体肥胖、身体困重、胸闷痰多等痰湿表现为特征。

形体特征：多形体肥胖，腹部脂肪堆积，肥满松软。

常见表现：身体困重，胸闷痰多，舌体胖大、舌边常有齿痕、舌苔滑腻，脉滑。

心理特征：性格偏温和、稳重，多善于忍耐。

对外界环境适应能力：对梅雨季节及湿重环境适应能

力差。

4.血瘀质

总体特征：以口唇肤色晦暗、舌下静脉瘀紫或增粗、舌紫黯或有瘀点等血瘀表现为主要特征。

形体特征：胖瘦均见。

常见表现：咳嗽痰多，胸满闷，口唇肤色晦暗，平素易失眠、健忘，舌下静脉瘀紫或增粗、舌紫黯或有瘀点、舌苔白腻。

心理特征：易烦、健忘。

对外界环境适应能力：不耐受寒邪。

（二）相关疾病检查

西医学中以反复喘息气促、咳嗽、咳痰、胸部膨满、憋闷如塞等为主要症状的慢性气道疾病[15]，皆可诊断为肺胀，临床上以慢阻肺多见，它具有共患率高、致残率高、死亡率高等特点，疾病负担沉重，是健康中国 2030 行动计划中重点防治的疾病，相关实验室检查及监测指标如下。

1.肺功能检查

肺功能检查是慢阻肺诊断的"金标准"，也是慢阻肺严重程度评价、疾病进展监测、预后及治疗反应评估中最常用的指标。吸入支气管舒张剂后第一秒用力呼气量 / 用力肺活量（FVC）< 70% 是判断存在持续气流受限、诊断慢阻肺的肺功能标准。

2.胸部影像学检查

①胸部 X 线检查。慢阻肺早期胸部 X 线可无明显变化，随后可出现肺纹理增多和紊乱等非特征性改变。主要 X 线征象为肺过度充气，表现为肺野透亮度增高，双肺外周纹理纤细稀少，胸腔前后径增大，肋骨走向变平，横膈位置低平，心脏

悬垂狭长，严重者常合并肺大疱的影像学改变。胸部 X 线对确定肺部并发症及与其他疾病（如肺间质纤维化、肺结核等）鉴别具有重要意义。慢阻肺并发肺动脉高压和肺源性心脏病时，胸部 X 线表现：右下肺动脉干扩张，其横径 ≥ 15 毫米，或右下肺动脉横径与气管横径比值 ≥ 1.07，或动态观察右下肺动脉干增宽 > 2 毫米；肺动脉段明显突出或其高度 ≥ 3 毫米；中心肺动脉扩张和外周分支纤细，形成"残根征"；圆锥部显著凸出（右前斜位 45°）或其高度 ≥ 7 毫米；右心室增大。②胸部 CT 检查。高分辨率 CT 对辨别小叶中心型和全小叶型肺气肿以及确定肺大疱的大小和数量，有较高的敏感度和特异度，多用于鉴别诊断和非药物治疗前的评估。对预测肺大疱切除或肺减容手术等的效果有一定价值。利用高分辨率 CT 计算肺气肿指数、气道壁厚度、功能性小气道病变等指标，有助于慢阻肺的早期诊断和表型评估。

3. 经皮动脉血氧饱和度（percutaneous arterial oxygen saturation，SpO2）监测和动脉血气分析

当患者临床症状提示有呼吸衰竭或右侧心力衰竭时应监测 SpO2。如果 SpO2 < 92%，应进行动脉血气分析。呼吸衰竭的动脉血气分析诊断标准为在静息状态、海平面、呼吸空气条件下，动脉血氧分压 < 60 mmHg（1 mmHg=0.133 kPa），伴或不伴有动脉血二氧化碳分压 > 50 mmHg。

4. 心电图和超声心动图检查

慢阻肺合并慢性肺动脉高压或慢性肺源性心脏病的心电图表现：额面平均电轴 ≥ +90°；V1 导联 R/S ≥ 1；重度顺钟向转位（V5 导联 R/S ≤ 1）；RV1+SV5 ≥ 1.05 mV；aVR 导联 R/S 或 R/Q ≥ 1；V1 ～ 3 导联呈 QS、Qr 或 qr（酷似心肌梗死，应注意鉴别）；肺型 P 波。慢阻肺合并慢性肺源性

心脏病的超声心动图可出现以下改变：右心室流出道内径≥30毫米；右心室内径≥20毫米；右心室前壁厚度≥5毫米或前壁搏动幅度增强；左、右心室内径比值＜2；右肺动脉内径≥18毫米或肺动脉干≥20毫米；右心室流出道/左心房内径＞1.4；肺动脉瓣曲线出现肺动脉高压征象者（a波低平或＜2毫米，或有收缩中期关闭征等）。

5. 血常规检查

稳定期外周血嗜酸性粒细胞计数对慢阻肺药物治疗方案是否需要联合糖皮质激素有一定的指导意义，部分患者由于长期伴有低氧血症，其外周血血红蛋白、红细胞和红细胞压积可明显增高，部分患者可表现为贫血。

四、中医常用药物干预

（一）分证论治

1. 实证

（1）外寒内饮证

临床表现：咳嗽，喘息气急，痰多、色白稀薄、泡沫样，痰易咳出，胸闷，不能平卧，恶寒，无汗，喉中痰鸣，鼻塞，流清涕，肢体酸痛，舌苔白、滑，脉弦、紧或浮。

治法：解表散寒，温肺化饮。

方药：小青龙汤加减（麻黄、桂枝、干姜、细辛、半夏、甘草、白芍、五味子）。

（2）痰浊阻肺证

临床表现：咳嗽，喘息，胸闷，气短，痰白黏、多泡沫、易咳出，口黏腻，纳呆，食少，胃脘痞满，腹胀，舌质淡、舌苔白、腻，脉滑或弦。

治法：燥湿化痰，降气平喘。

方药：三子养亲汤合苏子降气汤加减（紫苏子、莱菔子、白芥子、前胡、半夏、厚朴、陈皮、茯苓、白术、甘草）。

（3）痰热壅肺证

临床表现：咳嗽，喘息气急，胸闷、胸痛，痰多、痰黄、白黏干，咳痰不爽，口渴喜冷饮，发热，大便秘结，舌质红、舌苔黄腻，脉滑数。

治法：清肺泄热，化痰平喘。

方药：越婢加半夏汤加减（麻黄、石膏、知母、黄芩、半夏、杏仁）。

中成药：化痰止咳合剂（院内制剂）、痰热清注射液。

（4）痰蒙神窍证

临床表现：喘息气促，喉间痰鸣，神志恍惚，嗜睡，昏迷，谵妄，肢体瘛疭，甚则抽搐。舌质暗红、绛紫，舌苔白、腻、黄，脉滑数。

治法：涤痰、息风、开窍。

方药：涤痰汤加减（半夏、茯苓、橘红、胆南星、竹茹、枳实、石菖蒲）。

2. *虚证*

（1）*肺肾气虚证*

临床表现：喘息，胸闷，气短，动则加重，神疲，乏力，恶风，自汗，易感冒，面目虚浮，头昏，耳鸣，腰膝酸软，小便频数，夜尿多，咳而遗尿，舌体胖大、舌边有齿痕、舌质淡、舌苔白，脉沉、弱或细。

治法：补肺纳肾，降气平喘。

方药：补肺汤合参蛤散加减（人参、黄芪、白术、茯苓、甘草、蛤蚧、五味子、干姜、半夏、厚朴、陈皮）。

中成药：百令胶囊、金水宝胶囊、金匮肾气丸等[16]。

（2）肺肾气阴两虚证

临床表现：咳嗽，喘息，气短，动则加重，干咳、痰少，咳痰不爽，乏力，口干，咽干，耳鸣，头昏或头晕，自汗、盗汗，易感冒，腰膝酸软，手足心热，舌质淡或红、舌苔少、花剥，脉弱、沉、缓、弦或细数。

治法：益气养阴，补肺纳肾。

方药：四君子汤合生脉散加减（黄芪、防风、白术、熟地黄、山萸肉、陈皮、法半夏、茯苓、党参、麦冬、五味子、炙甘草）。

中成药：黄芪生脉饮、麦味地黄丸（胶囊）等。

（3）阳虚水泛证

临床表现：喘息，气促，不能平卧，咳嗽，咳痰清稀，胸满气憋，心悸，怕冷，面唇青紫，面浮，下肢肿，甚至一身悉肿，尿少，脘痞，纳差，舌体胖大、舌边有齿痕、舌质暗，苔白滑，脉沉或结、代。

治法：温阳化饮，利水消肿。

方药：真武汤合五苓散加减（附子、桂枝、生姜、白术、茯苓、猪苓、泽泻、甘草、白芍）。

（二）特色外治

1. 穴位贴敷（含冬病夏治贴）

（1）药物组成：主要由白芥子、延胡索、甘遂、细辛等组成，磨成粉，用姜汁调敷。

（2）穴位选择：选取膻中、肺俞、脾俞、肾俞、膏肓，或辨证选穴。

（3）操作方法：患者取坐位，暴露所选穴位，局部常规消毒后，取贴敷剂敷于穴位上，6～12 小时后取下即可。

（4）外敷后反应及处理：严密观察用药反应。①外敷后多数患者局部有发红、发热、发痒感，或伴少量小水疱，此属外敷的正常反应，一般不需处理；②如果出现较大水疱，可先用消毒毫针将疱壁刺一针孔，放出疱液，再消毒，要注意保持局部清洁，避免摩擦，防止感染；③外敷治疗后皮肤可暂有色素沉着，但 5～7 天会消退，且不会留有疤痕，不必担心。

2. 拔罐疗法

选择背部太阳经及肺经，辨证取穴，运用闪罐、走罐、留罐等多种手法进行治疗。

3. 穴位注射

可选曲池、足三里、尺泽、丰隆穴，或者辨证取穴，注射卡介菌多糖核酸注射液，每穴 0.5 毫升，3 天 1 次，7 次为 1 个疗程。

4. 穴位埋线法

根据不同症状辨证选穴，15 天 1 次，3 次为 1 个疗程。

5. 针灸

根据不同症状选择热敏灸、雷火灸等，辨证取穴或循经取穴，如肺脾气虚证配气海、丰隆，肺肾气虚证配太溪等。

6. 冬令膏方

辨证选用不同的补益方药。

7. 肺康复训练

采用肺康复训练技术，如呼吸操、缩唇呼吸、肢体锻炼等，或选用中医传统气功、导引等方法进行训练。

8. 耳穴压豆

调节脏腑功能。

9. 其他中医特色疗法

根据病情可选择中药离子导入、电针疗法、沐足疗法、砭石疗法、经络刺激疗法等。经络刺激疗法可选用数码经络导平治疗仪、针刺手法针疗仪等设备。

五、饮食药膳

（一）饮食调护

顺应四时节气更替，辨证选择饮食调养，饮食宜清淡可口、富营养、易消化，忌食辛辣、煎炸或过甜、过咸之品。饮食有节，戒烟酒。

（二）药膳

根据自身体质和季节气候特点，辨证选择适合自己的药膳，推荐如下。

1. 莱菔子粳米粥

莱菔子粉末 15 克，粳米 100 克。两味同煮粥，每日早晚餐温服。有化痰平喘、行气消食之功，适合肺脾气虚、痰浊阻肺患者食用。

2. 贝母冰糖饮

贝母粉 10 克，粳米 50 克，冰糖适量。用粳米、冰糖煮粥。待米汤未稠时调入贝母粉，改小火稍煮片刻，粥稠而成，每日早晚温服。有化痰止咳、清热散结之功，适合痰热壅肺患者食用。

3. 白参肉鸽汤

肉鸽 1 只，白参 50 克。肉鸽剥净，去内脏，抹干水、切块，白参切片，将全部用料放入炖盅内，加开水适量，盖好，小火炖约 3 小时，汤趁热服。有补气健脾、生津止渴之功，适合气津不足、虚劳体弱、食少倦怠、虚汗气短或久咳伤肺患者服用。

4. 百合山药粥

百合 10 克，山药 30 克，大米 30 克，冰糖适量。将山药清洗干净，削去表皮，切成薄片。大米淘洗干净后与山药一同入锅，加水煮粥，粥快熟时加入洗净的百合。当粥煮至两次开沸后，放入冰糖，冷却后即可食用。有补肺纳肾、益气养阴之功，适合肺肾气阴两虚患者食用。

六、起居情志预防

1. 起居护理

适当参加体育锻炼，如散步、打太极拳、练气功、做呼吸操等，增强体质，但应劳逸结合。秋冬季节注意防寒保暖，避免感受外邪。

2. 情志护理

慢阻肺多缠绵难愈，患者精神负担较重，指导患者自我排解的方法，树立战胜疾病的信心，积极配合治疗与护理。

七、预后康复

肺胀病势缠绵难愈，应坚持长期治疗、综合管理，包括加强健康宣教、劝诫患者戒烟酒、秋冬季节注意防寒保暖、合理饮食、情志调摄、规律吸入制剂治疗及家庭氧疗等。积极治疗并发症，如焦虑抑郁、肺动脉高压、肺源性心脏病、心力衰竭等。加强慢阻肺稳定期治疗，改善肺、脾、肾气虚症状，从而增强抵抗力，减少慢阻肺急性加重次数，提高生活质量，降低全因死亡率。

第六节　肺痨

一、简介概况

肺痨是一种由于正气虚弱、感染痨虫、侵蚀肺脏所致的，以咳嗽、咯血、潮热、盗汗及身体逐渐消瘦等为主要临床表现，且具有传染性的慢性消耗性疾病。本病的发病部位主要在肺。由于肺开窍于鼻，职司呼吸，痨虫自鼻吸入，直趋于肺而蚀肺，故临床多见肺失宣肃之症，如干咳、咽燥、咯血，甚至喉疮声嘶等。肺痨相当于西医学的肺结核，是肺病中的常见病。中医治疗肺痨着眼于从整体上辨证论治，针对患者的不同体质和疾病的不同阶段，采取与之相应的治疗方法，目前临床多结合抗结核西药进行治疗，可以收到标本兼顾的效果。西医学中肺结核病类疾病，在出现肺痨的临床表现时，可参考本病辨证论治。

二、中医病因病机

本病的致病因素主要有两个方面：一为感染痨虫，一为正气虚弱。感染痨虫和正气虚弱两种病因可以互为因果。

1. 感染痨虫

感染痨虫为外因，是本病的直接致病因素。肺痨患者具有传染性，与肺痨患者直接接触，可因痨虫侵入人体而致病。

故感染痨虫是发病的必备条件，痨虫既是耗伤人体气血的直接原因，同时又可决定发病后的病变发展规律，是区别于他病的特殊因素。

2. 正气虚弱

正气虚弱为内因。先天禀赋不足，或情志不遂、忧思过度，或劳倦伤脾，或病后失养，均可导致气血不足、正气虚弱，成为痨虫入侵引起本病发病的主要内因。正气旺盛，即使感染痨虫后，也未必发病；正气虚弱，则感染后易于发病。同时，病情的轻重与内在正气的强弱也有重要关系。

本病的发病部位主要在肺。由于脏腑间具有相互资生、互相制约的密切关系，因此肺病日久可以进一步影响到其他脏腑，其中与脾、肾两脏的关系最为密切，也可涉及心、肝。脾为肺之母，肺痨日久，子盗母气，则脾气亦虚，可伴见疲乏、食少、便溏等症，其甚者可致肺、脾、肾三脏同病；肾为肺之子，肺虚则肾失资生之源，或肾虚相火灼金、上耗母气，则可见肺肾两虚，伴见骨蒸、潮热、男子失精、女子月经不调等肾虚症状；若肺虚不能制肝，肾虚不能养肝，肝火偏旺，则见性情急躁、善怒、胁痛；肺肾阴虚，心火上炎还可伴有虚烦不寐、盗汗等症；如肺虚制节失司，血脉运行不畅，病及于心，可见喘、悸、肿、发绀等症。

肺痨的病理性质主要在阴虚，久之可导致气阴两虚，甚则阴损及阳。肺喜润而恶燥，痨虫首先侵蚀肺叶，肺体受病，阴分先伤，失去濡润之力，故见阴虚肺燥之候。在疾病的不同发展阶段，加之病情的轻重不同，病理也随之演变转化。一般而言，初起肺体受损，肺阴耗伤，肺失滋润，故见肺阴亏损之候；继则阴虚生内热，而致阴虚火旺；或因阴伤气耗，阴虚不能化气，导致气阴两虚，甚则阴损及阳，而见阴阳两虚之候。

三、体质特点及相关疾病的检查

（一）体质特点

体质不同则疾病的易感性、抵御性及感病后疾病的发生、发展、预后等将会有不同的趋势，明确自身中医体质类型可准确进行辨证论治，得到良好的临床治疗效果。肺痨患者多以阴虚质、气虚质、阳虚质为主，其具体表现如下。

1. 阴虚质

总体特征：阴虚火旺，以形体瘦长、手足心热、平素易口燥咽干、鼻微干、大便干燥为主要特征。

形体特征：体形瘦长。

常见表现：手足心热，平素易口燥咽干、口渴喜冷饮，鼻微干，大便干燥，舌红少津、少苔，脉象细弦或数。

心理特征：性情急躁，外向、好动且活泼。

对外界环境适应能力：平素不耐热邪，能耐受冬天不耐受夏天，不耐受干燥气候。

2. 气虚质

总体特征：正气不足，以疲乏、气短、自汗等气虚表现为主要特征。

形体特征：肌肉松软不实。

常见表现：平素语声低弱，气短懒言，易出汗疲乏，免疫力偏低下，易患病，病情缠绵，舌淡红、舌边有齿痕，脉弱。

心理特征：性格偏内向，胆小，喜静，不喜冒险。

对外界环境适应能力：不耐受风、寒、暑、湿邪。

3. 阳虚质

总体特征：平素畏冷，面色㿠白，手足不温，喜食温热食物，精神不振，易出汗，大便溏薄，小便清长。

形体特征：形体白胖，肌肉松软。

常见表现：平素畏冷，穿衣服较同龄人多，夏天受不了空调，冬天难熬，手足不温甚至冰凉，肩背怕风怕寒，喜食温热食物，吃凉的易腹痛、腹泻，精神疲乏，舌淡胖、舌边有齿痕，脉沉迟无力。

心理特征：性格多沉静、内向。

对外界环境适应能力：耐夏不耐冬，易感风、寒、湿邪。

（二）相关疾病检查

西医学中结核可侵犯许多脏器，以肺部结核感染最为常见。肺结核是由结核分枝杆菌引起的慢性传染病，且有咯血、咳嗽、咳痰、发热、消瘦等症状。其相关检查如下。

1. 胸部影像学检查

包括胸部 X 线检查（简称"胸片"）、胸部 CT 等。对于肺结核的诊断，胸部 X 线检查与 CT 均是常规使用的影像学检查技术。进行胸部 X 线检查时，图像清晰度不够，对于病灶的分辨率不高；CT 检查具有较高的分辨率，能够有效显示出病灶情况[17]。

2. 细菌学检查

检查结果包括涂片显微镜检查阳性，或分枝杆菌培养阳性，菌种鉴定为结核分枝杆菌复合群。

3. 分子生物学检查

结核分枝杆菌核酸检测阳性。

4. 病理学检查

病理学改变表现为上皮细胞样肉芽肿性炎症，光学显微镜下可见大小不等、数量不同的坏死性和非坏死性肉芽肿。利用聚合酶链反应（polymerase chain reaction，PCR）技术能对石蜡包埋组织中结核分枝杆菌DNA进行检测并与其他抗酸杆菌相鉴别。对一些陈旧性结核病变，仅有凝固性坏死和纤维化病变，在抗酸染色未找到结核分枝杆菌的情况下，可应用聚合酶链反应对结核分枝杆菌DNA进行检测，其敏感度和特异度高，对于确定诊断有较好帮助。

5. 免疫学检查

结核菌素皮肤试验，中度阳性或强阳性；γ干扰素释放试验阳性；结核分枝杆菌抗体阳性。

6. 支气管镜检查

支气管镜检查可直接观察气管和支气管病变，也可抽吸分泌物、刷检及活体组织检查。

四、中医常用药物干预

辨证选择口服中药汤剂、中成药。

1. 肺阴亏虚证

临床表现：干咳，咳声短促，少痰，或痰中带血，如丝如点，色鲜红，兼午后手足心热，皮肤干灼，或少量盗汗，口干咽燥，舌质红、苔薄少津，脉细或兼数。

治法：滋阴杀虫，润肺止咳。

方药：月华丸加减（南北沙参、麦冬、天冬、生地黄、百部、浙贝母、阿胶、山药、桑叶、白及、甘草）。

中成药：金水宝胶囊、生脉利咽合剂（院内制剂）等。

2. 阴虚火旺证

临床表现：咳呛气急，痰少质黏，或咳痰黄稠、量多，或时时咯血，血色鲜红，午后潮热，或骨蒸，盗汗量多，或五心烦热，颧红，口渴，心烦失眠，急躁易怒，胸胁掣痛，或男子梦遗、女子月经不调，形体日渐消瘦，舌质红绛而干、苔薄黄或剥，脉细数。

治法：滋阴降火，润肺止咳。

方药：百合固金汤加减（生地黄、熟地黄、百合、麦冬、浙贝母、玄参、北沙参、胡黄连、桔梗、黄芩、牡丹皮、炙甘草）。

中成药：知柏地黄丸、桑菊止咳合剂（院内制剂）、化痰宁合剂（院内制剂）等。

3. 气阴两虚证

临床表现：咳嗽无力，气短声低，痰中偶夹有血，血色淡红，午后潮热，热势不高，面色㿠白，颧红，少量盗汗或自汗，神疲倦怠，食欲不振，舌质嫩红、舌边有齿印、苔薄，脉细弱而数。

治法：益气养阴，补肺健脾。

方药：保真汤加减（太子参、黄芪、白术、茯苓、大枣、甘草、当归、天冬、麦冬、五味子、陈皮、白及、百部、紫菀、款冬花）。

中成药：参麦注射液、黄芪生脉饮、芪甲利肺胶囊、化痰止咳合剂（院内制剂）等。

4. 阴阳两虚证

临床表现：咳逆喘息少气，痰中或见夹血、血色暗淡，形体羸弱，劳热骨蒸，面浮肢肿，兼潮热，形寒，自汗、盗汗，声嘶失音，心慌，唇紫肢冷，五更泻，口舌生糜，男子滑精、阳痿，女子经少、经闭，舌光质红、少津，或舌质淡、体胖、舌边有齿痕，脉细而数，或虚大无力。

治法：温养精气，培补阴阳。

方药：补天大造丸加减（人参、白术、黄芪、茯苓、枸杞、龟甲、鹿角胶、熟地黄、麦冬、阿胶、五味子、当归、白芍）。

中成药：无比山药丸、肾气丸、化痰止咳合剂（院内制剂）等。

五、饮食药膳

（一）饮食护理

饮食宜清淡，易消化，少食多餐，避免油腻、辛辣刺激及海腥发物。可辨证使用百合、山药、莲子、银耳、梨等。戒烟忌酒，食物需多样化，平衡膳食，以谷类为主，适量增加能量摄入，以高优质蛋白、高维生素、高钙饮食为主，增加膳食纤维摄入，保证足量饮水。

（二）药膳

辨证选择日常药膳。

1. 肺阴亏虚证

宜选用养阴润肺的药膳。沙参麦冬虫草肉：北沙参、麦冬、冬虫夏草各10克，猪瘦肉250克，食盐、味精少许。将北沙参、麦冬煎水，得1000毫升煎液待用。将猪瘦肉洗净、切块，放入砂锅中，加入煎液，旺火煮沸后，加入冬虫夏草，改用小火，待肉烂时加食盐、味精，调味后食用。

2. 阴虚火旺证

可选用滋阴降火之品。沙参百合鸭汤：北沙参、百合各30克，鸭肉150克，食盐、味精少许。首先将鸭肉洗干净，切成小块，然后将鸭肉与洗干净的百合、北沙参一起放入砂锅中，加入适量的水，用小火慢炖，待鸭肉熟后，加入少许食盐、味精调味即可食用。

3. 气阴两虚证

宜选用益气养阴的药膳。芪地炖鳖肉：鳖肉250克，生地黄20克，黄芪15克，葱、姜、食盐、味精适量。将带有裙边的鳖肉切块，加入生地黄、黄芪、葱、姜和水，先用大火后改小火，炖至肉烂，加入食盐及味精后稍炖停火，食肉喝汤。

4. 阴阳两虚证

淫羊藿滑鸡煲：淫羊藿12克，鸡肉200克，黑木耳30克，葱10克，姜、食盐各5克，酱油10毫升，植物油50毫升。将淫羊藿洗净，放入炖锅内，倒入200毫升水，煎煮25分钟。去渣留汁液待用；鸡肉用沸水焯去血水，沥干，切成4厘米见方的块；黑木耳发透，去根，撕成瓣状；姜切片，葱切段；将炒锅置大火上，放入植物油，至六成热时，放入鸡肉滑透，捞起沥干油分待用；炒锅内留植物油30毫升烧热，放入葱、姜、黑木耳、鸡肉、淫羊藿汁液、食盐、酱油，用小火煲35分钟即成。

六、起居情志预防

本病应注意防重于治。接触患者时，应戴口罩，避免传染。饮食宜居，不可饥饿。体虚者，可服用补药。肺痨患者要安心接受治疗，切勿乱吐痰，保持室内通风。应重视起居，禁烟酒，慎房事，怡情志，适当进行体育锻炼，加强食养，忌食一切辛辣刺激、动火燥液之物。如咯血，应卧床休息和积极治疗。

七、预后康复

对肺结核患者来说，在疾病进展过程中容易发生肺组织结构不可逆的肺部疾病，导致肺损伤和慢性炎症，进而引发呼吸困难、分泌物引流不畅、免疫力下降等功能性变化。该病痰多者尽量将痰排出，加强气道湿化；痰液黏稠时多饮水，在心肾功能正常的情况下，每天饮水 1500 毫升以上，必要时可加用化痰药物雾化吸入；痰液黏稠无力咳出者可行机械吸痰；咳而无力者，可翻身拍背以助痰排出，必要时吸痰。慢性久咳虚咳的患者应进行适当的体育锻炼，以提高免疫功能，增强抗病能力。

第七节 鼾证

一、简介概况

鼾证即睡眠打鼾，早在《素问·逆调论》中就有"息有音"的记载。睡眠中呼吸有声，是为鼾。本病的发生主要与先天禀赋、生活方式、情志、年龄、身体质量指数及局部气道形态异常等因素有关[18]。成人鼾证是一种全身系统性疾病的表现，可伴有高血压、心脑血管疾病、糖尿病、甲状腺功能异常等。西医学的阻塞性睡眠呼吸暂停低通气综合征（obstructive sleep apnea hypopnea syndrome, OSAHS）可参照本病辨证论治。该病发病率为2%～4%，可引起间歇性高碳酸血症及睡眠结构紊乱，并可导致高血压、冠心病、心律失常、脑血管病、认知功能障碍、2型糖尿病等多器官、多系统损害。

二、中医病因病机

本病多因气滞血瘀、痰湿结聚、气血虚弱等引发，气滞血瘀、痰湿结聚于咽喉，或气血亏虚，舌根、咽喉失束，最终导致睡眠时上气道塌陷、阻塞，形成鼾证。

1. 气滞血瘀

气机因七情所伤而受阻。肝气郁结，疏泄失常，气机不畅，气滞血瘀，气道受阻，致气机不利，故睡眠时可有鼾声。

2. 痰湿结聚

气机不利多见于体态肥胖者。素体脾胃虚弱，运化失职，水湿上泛，痰湿结聚，阻塞气道，致气机不利，故睡眠鼾声如雷、憋气。如《诸病源候论》所说："鼾眠者，眠里咽喉间有声也……气有不和，则冲击咽喉而作声也。其有肥人眠作声者，但肥人气血沉厚，迫隘喉间，涩而不利亦作声。"

3. 气血虚弱

咽喉失养，年老体弱，阳气衰减，气血不足，无以上承咽喉，咽喉失养，松弛无力，咽壁塌陷，气道受阻，则呼吸不利，故睡眠时有鼾声。同时，气阳不足也可能为该类患者的基本病机。

4. 饮食失节

过食肥甘厚味、辛辣炙煿，营卫生成过多，贮存体内，膏脂堆积，日久导致超重或肥胖。

5. 禀赋异常

人秉父母精气而成，依赖父母及家庭抚育而长。先天禀赋异常、脏腑气化失和、营卫生化失衡、气血运行失调，易形成肥胖体质；或因颌面结构异常，如小下颌等，由此成为鼾证好发个体。自幼受父母影响养成的生活习惯，诸如饮食肥厚、口重等，是影响成年后生活方式的重要因素。

6. 情志失调

情志所伤，郁怒伤肝，肝失疏泄，气化失常；思虑伤脾，健运失司。由此影响营卫输布气化，营卫化为膏脂，久则肥胖；或气化失常，痰浊水湿，气滞血瘀，有形之邪壅阻结滞。

鼾证病位在喉，与肝、脾、肾、肺等脏腑关系密切，邪阻肺系，呼吸受累为基本病机，有形之邪壅阻气道，呼吸不畅。各种病理因素，如气滞、湿阻、痰凝、血瘀内结、气血亏虚，影响气道通畅，势必妨碍呼吸之气出入，以致鼾证。脏腑气化失调，营卫生化失和，致膏脂堆积，形体失塑；或致痰结血瘀，壅阻肺系，气道受阻，呼吸不畅；又或是年老体虚、气血亏虚，致舌、咽喉失束，目合口开，舌根后坠、气道塌陷闭塞。

三、体质特点及相关疾病的检查

（一）体质特点

老幼男女体质不同，则虚实不同。年轻人多形体肥胖，以实证为多；老年人气血亏虚，部分年老久病，气血虚弱，睡眠时舌根、咽部软组织失束。明确自身中医体质类型可准确进行辨证论治，得到良好的临床治疗效果。鼾证以血瘀质、气虚质、痰湿质为主，其具体表现如下。

1. 血瘀质

总体特征：气滞血瘀，喉核肥大，或下鼻甲肥大。

形体特征：大多形体肥胖。

常见表现：睡眠鼾声重，白天困倦，注意力不集中，头痛、头重，胸胁胀痛。舌质红或紫斑、舌苔白或黄，脉弦。

心理特征：情绪抑郁、紧张，性格内向，郁结日久，影响气血运行。

对外界环境适应能力：易感风、寒、暑、湿，可合而为病。

2. 痰湿质

总体特征：痰湿凝聚，以形体肥胖、舌体胖大等痰湿表现为主要特征。

形体特征：体形肥胖，腹部肥满松软。

常见表现：多见于体态肥胖或超肥胖者，白天嗜睡，困倦乏力，神疲懒言；夜间鼾声如雷，经常憋醒。鼻咽腔狭窄，悬雍垂肥厚或鼻腔内息肉生长。舌体胖大、苔白腻、舌边有齿痕，脉弦滑。

心理特征：性格偏温和，反应较为迟钝。

对外界环境适应能力：对梅雨季节及湿重环境适应能力差。

3. 气虚质

总体特征：气血亏虚，以面色晦暗、形体瘦弱为主要特征。

常见表现：多见于中老年人。倦怠乏力，注意力不集中，白天嗜睡，夜眠鼾声，经常睡眠中憋醒。软腭下垂或舌根后坠。舌淡苔白，脉沉细。

心理特征：多梦易惊，认知下降，健忘。

对外界环境适应能力：不耐寒、热，免疫力低下。

（二）相关疾病检查

西医学中阻塞性睡眠呼吸暂停低通气综合征可诊断为鼾证，其西医学相关的辅助检查如下。

1. 多导睡眠监测（polysomnography，PSG）

多导睡眠监测是诊断阻塞性睡眠呼吸暂停低通气综合征的主要客观手段。通过对患者进行整夜连续的睡眠监测，可检测呼吸暂停低通气指数、血氧饱和度、心电图、脑电图、肺功能等，以了解其睡眠呼吸暂停的性质（分型）和程度等，可作为选择治疗方案、预后评估的依据。呼吸暂停是指睡眠过程中一次性口鼻气流停止时间长于 10 秒钟。呼吸暂停为阻塞性，即口鼻虽无气流通过，而胸腹呼吸运动存在。低通气是指睡眠过程中，呼吸气流强度较基础水平低 50% 以上，并伴有动脉血氧饱和度（SaO2）下降幅度大于或等于4%。

2. 初筛便携式诊断仪（portable monitoring，PM）检查

也称家庭睡眠监测（home sleep testing，HST）或睡眠中心外睡眠监测（out of center sleep testing，OCST），是能够同时记录、分析多项睡眠生理数据，并方便移动至睡眠室外（医院病房、急诊室、患者家中）进行睡眠医学研究和睡眠疾病诊断的技术。相对于实验室标准多导睡眠监测（PSG），其监测导联较少，且无须技术员值守，更为简便、实用。

3. 纤维鼻咽喉镜检查

纤维鼻咽喉镜检查有利于进一步查明病因，判断阻塞部位及程度。

4. 影像学检查

影像学检查是在睡眠状态下行上气道矢状位和轴位超快速MRI扫描观察，结合纤维鼻咽喉镜检查结果，对软腭后区、舌后区、会厌区等处的阻塞情况可以进行有效判断。

四、中医常用药物干预

1. 气滞血瘀、气道受阻证

临床表现：夜间睡眠鼾声重，呼吸气粗；白天困倦，注意力不集中，头痛、头重，胸胁胀痛。喉核肥大，或下鼻甲肥大。舌质红或紫斑，舌苔白或黄，脉弦。

治法：行气活血，通利气道

方药：丹栀逍遥散加减。偏气滞者，宜加川芎、香附、橘皮；偏血凝者加红花、桃仁、郁金。

2. 痰湿结聚、气道不利证

临床表现：体态肥胖或超肥胖者，白天嗜睡，困倦乏力，

神疲懒言；夜间鼾声如雷，经常憋醒。鼻咽腔狭窄，悬雍垂肥厚或鼻腔内息肉生长。舌体胖大、苔白腻、舌边有齿痕，脉弦滑。

治法：清气化痰，通利气机。

方药：清气化痰丸加减。可酌加竹茹、芦根、贝母等。

3. 气血虚弱、气道失养证

临床表现：倦怠乏力，注意力不集中，白天嗜睡，夜眠打鼾，经常睡眠中憋醒。软腭下垂或舌根后坠。舌淡苔白，脉沉细。

治法：益气养血，补肾纳气。

方药：补中益气汤合肾气丸加减。

4. 局部治疗

因睡眠中张口呼吸而致口舌干燥，可用芦根、麦冬、天花粉煎水含漱，具有生津止渴之效；或常含服铁笛丸等清润之剂。

五、饮食药膳

（一）饮食护理

①饮食以天然食品为主，尽量避免食用合成方便食品；②多食富含抗氧化剂——维生素 C 和维生素 E、β 胡萝卜素和番茄红素及类黄酮的鲜蔬水果，如花椰菜、荠菜、胡萝卜、南瓜、杏仁、番茄、紫葡萄等；③在治疗期间，鼾证患者应该避免饮酒，因酒精可直接刺激上呼吸道，同时抑制中枢，加重鼾证；④忌食辛热之品，如辣椒、八角茴香、丁香、胡椒等；⑤尽量避免油腻、煎炸之品，因其不易消化，同时易生湿生热，不利于疾病恢复。

（二）药膳

辨证选择日常药膳。

1. 气滞血瘀、气道受阻证

佛手、红花代茶饮，可行气通滞、活血消瘀。

2. 痰湿结聚、气道不利证

可酌食茯苓薏米粥，薏苡仁 60 克，白茯苓 50 克，粳米 100 克，加水共煮，食之健脾补肺、利湿化痰。

3. 气血虚弱、气道失养证

田七 5 克，党参 15 克，鸡肉 500 克。炖烂后食用，可酌情添加枸杞、百合等，有补益气血、滋润气道之功效。

六、起居情志预防

1. 起居护理

生活起居规律，根据自身情况及身体条件，尽量加强锻炼、控制体重，不易过劳或过逸。不宜从事高空作业或驾驶工作。避免服用安眠、镇静药物。

2. 睡眠体位

推荐侧卧位睡眠，部分患者舌根后坠，因重力因素，平躺睡眠时极易阻塞气道，侧卧位则有助于改善睡眠时的气道塌陷狭窄。

3. 体重管理

推荐对所有超重患者（身体质量指数 $\geqslant 23 \, \text{kg/m}^2$）减重。

4. 情志护理

调整心态，认真对待疾病，但不恐慌，保持积极向上的心态。

七、预后康复

鼾证患者多病程较久，应积极评估鼾证的严重程度并寻找病因，可通过中西医结合的内、外科等多种方式治疗。经积极、有效的治疗，并发症少的鼾证患者一般预后尚可；并发症较多的，除鼾证外，还需要治疗并发症。选定治疗路径后，应根据医嘱坚持长期治疗，综合管理，从而改善症状、减少并发症、提高生活质量、提高生理和社会活动能力。

第八节　心悸

一、简介概况

心是人体生命活动的主宰，在五脏六腑中居于首要地位，统摄、协调其他脏腑的生理活动。心主血脉，藏神明，其华在面，开窍于舌，与小肠相表里。心的阴阳气血是心进行生理活动的基础。正虚邪扰，血脉不畅，心神不宁，则为心悸，即患者自觉心中悸动、惊惕不安，甚则不能自主的一种病证，临床一般多呈发作性，每因情志波动或劳累过度而发作，且常伴胸闷、气短、失眠、健忘、眩晕、耳鸣等症。病情较轻者为惊悸，病情较重者为怔忡，可呈持续性。西医学中各种原因引起的心律失常及心功能不全等，以心悸为主症者，可参照本病辨证论治。

二、中医病因病机

本病的发生多因体质虚弱、饮食劳倦、七情所伤、感受外邪及药食不当等，以致气血阴阳亏损，心神失养，心主不安，或痰、饮、火、瘀阻滞心脉，扰乱心神。

1. 体虚劳倦

禀赋不足，素体虚弱；或久病伤正，耗损心之气阴；或劳倦太过伤脾，生化之源不足，致气血阴阳亏损，脏腑功能失调,心神失养,发为心悸。

2. 七情所伤

平素心虚胆怯,突遇惊恐,忤犯心神,心神动摇,不能自主而发心悸。长期忧思不解,心气郁结,阴血暗耗,不能养心而心悸;或化火生痰,痰火扰心,心神失宁而心悸。此外,怒伤肝,恐伤肾,怒则气逆,恐则精却,阴虚于下,火逆于上,动撼心神亦可发为惊悸。

3. 感受外邪

风、寒、湿三气杂至,合而为痹。痹证日久,复感外邪,内舍于心,痹阻心脉,心血运行受阻,发为心悸。或风寒湿热之邪,由血脉内侵于心,耗伤心气心阴,亦可引起心悸。温病、疫毒均可灼伤营阴、心失所养,或邪毒内扰心神,如春温、风温、暑温、白喉、梅毒等病,往往伴见心悸。

4. 药食不当

嗜食醇酒厚味、煎炸炙煿,蕴热化火生痰,痰火上扰心神则为悸。或因药物过量或毒性较剧,耗伤心气,损伤心阴,引起心悸,如中药附子、乌头、雄黄、蟾酥、麻黄等;西药锑剂、洋地黄、奎尼丁、阿托品、肾上腺素等;或补液过快、过多等。

心悸病位在心,与肝、脾、肾、肺等脏腑关系密切,病机不外乎气血阴阳亏虚、心失所养,或邪扰心神、心神不宁。如心之气血不足,心失滋养,搏动紊乱;或心阳虚衰,血脉瘀滞,心神失养;或肾阴不足,不能上制心火,水火失济,心肾不交;或肾阳亏虚,心阳失于温煦,阴寒凝滞心脉;或肝失疏泄,气滞血瘀,心气失畅;或脾胃虚弱,气血乏源,宗气不行,血脉凝留;或脾失健运,痰湿内生,扰动心神;或热毒犯肺,肺失宣肃,内舍于心,血运失常;或肺气亏虚,不能助心以治节，心脉运行不畅，均可引发心悸。

心悸的病理性质主要有虚实两方面。虚者为气、血、阴、阳亏损，使心失滋养，而致心悸；实者多由痰火扰心、水饮上凌或心血瘀阻、气血运行不畅所致。虚实之间可以相互夹杂或转化。实证日久，病邪伤正，可兼见气、血、阴、阳之亏损，而虚证也可因虚致实，兼见实证表现。临床上阴虚者常兼火盛或痰热；阳虚者易夹水饮、痰湿；气血不足者，易兼气血瘀滞。心悸初起以心气虚为常见，可表现为心气不足、心血不足、心脾两虚、心虚胆怯、气阴两虚等证。病久阳虚者则表现为心阳不振、脾肾阳虚，甚或水饮凌心之证；阴虚血亏者多表现为肝肾阴虚、心肾不交等证。若阴损及阳，或阳损及阴，可出现阴阳俱损之候。若病情恶化，心阳暴脱，可出现厥脱等危候。

三、体质特点及相关疾病的检查

（一）体质特点

体质不同则疾病的易感性、抵御性及感病后疾病的发生、发展、预后等将会有不同的趋势，明确自身中医体质类型可准确进行辨证论治，得到良好的临床治疗效果。心悸患者多以气虚质、痰湿质、血瘀质为主，具体表现如下。

1. 气虚质

总体特征：元气不足，以疲乏、气短、自汗等气虚表现为主要特征。

形体特征：肌肉松软不实。

常见表现：平素语音低弱，气短懒言，容易疲乏，精神不振，易出汗，舌淡红、舌边有齿痕，脉弱。

心理特征：性格内向，不喜冒险。

对外界环境适应能力：不耐受风、寒、暑、湿邪。

2. 痰湿质

总体特征：痰湿凝聚，以形体肥胖、腹部肥满、口黏苔腻等痰湿表现为主要特征。

形体特征：体形肥胖，腹部肥满松软。

常见表现：面部皮肤油脂较多，多汗且黏，胸闷，痰多，口黏腻或甜，喜食肥甘甜黏，苔腻，脉滑。

心理特征：性格偏温和、稳重，多善于忍耐。

对外界环境适应能力：对梅雨季节及湿重环境适应能力差。

3. 血瘀质

总体特征：血行不畅，以肤色晦暗、舌质紫黯等血瘀表现为主要特征。

形体特征：胖瘦均见。

常见表现：肤色晦暗，色素沉着，容易出现瘀斑，口唇暗淡，舌暗或有瘀点、舌下络脉紫黯或增粗，脉涩。

心理特征：易烦，健忘。

对外界环境适应能力：不耐受寒邪。

（二）相关疾病检查

西医学中各种原因引起的心律失常及心功能不全等，以心悸为主症者，皆可诊断为心悸，临床上以心房颤动和室性期前收缩多见，其相关的辅助检查如下。

1. 心房颤动

（1）普通心电图：可见窦性心律和规则有序的心房电活动丧失，代之以快速无序的颤动波心电图。

（2）动态心电图：同普通心电图，较普通心电图对于颤动的时间、类型记录更准确。

（3）超声心动图：可见心房扩大、瓣膜关闭不全、瓣膜狭窄、左室收缩功能下降等。

2. 室性期前收缩

心电图特征：①提前出现宽大畸形的 QRS 波群，时限 > 0.12 秒，其前无 P 波，其后常有完全性代偿间期，T 波方向与 QRS 波群主波方向相反。②室性期前收缩可孤立或规律出现。每个窦性搏动后跟随 1 个室性期前收缩，并有规律出现 2 次以上者称为室性期前收缩二联律；每 2 个窦性搏动后出现 1 个室性期前收缩，并有规律出现 2 次以上者称为室性期前收缩三联律；连续发生 2 个室性期前收缩称成对室性期前收缩；连续 3 个以上室性期前收缩称短阵室性心动过速。位于 2 个窦性心律之间的室性期前收缩称为间位性室性期前收缩。若室性期前收缩在同一导联内形态相同，且偶联间期固定者，称为单形性室性期前收缩。若同一导联中室性期前收缩的形态不同，但配对间期相等者称多形性室性期前收缩。若室性期前收缩在同一导联内出现两种或两种以上形态，且偶联间期存在差异者，称为多源性室性期前收缩。

四、中医常用药物干预

（一）心房颤动

1. 辨证选择口服中药汤剂

（1）气阴亏虚证

临床表现：主症为胸闷心悸，神疲乏力，咽燥口干，五心烦热，舌红少苔；次症为自汗、盗汗，午后颧红，脉虚无力。

治法：益气养阴，复脉安神。

方药：生脉饮加减或炙甘草汤加减（人参、麦冬、五味子、炙甘草、党参、生地黄、桂枝、阿胶、炒酸枣仁、生姜、大枣、黄酒4两）。

（2）心阳不足证

临床表现：胸闷心悸，精神萎靡，畏寒肢冷，面色苍白，大便稀，小便清长，脉沉微无力，重则大汗淋漓，四肢厥冷，神识模糊，脉微欲绝。

治法：温补心阳，通脉益气。

方药：桂枝甘草龙骨牡蛎汤加减或麻黄细辛附子汤加减[桂枝（去皮）、炙甘草、牡蛎、龙骨、麻黄、附子、细辛]。

（3）气血亏虚证

临床表现：胸闷心悸，面色无华，头晕乏力，倦怠懒言，舌质淡红。

治法：补血养心，益气安神。

方药：归脾汤加减（人参、白术、黄芪、炙甘草）。

（4）痰浊阻滞证

临床表现：心悸气短，胸满而胀，恶心痰多，舌苔白（黄）腻，脉弦滑。

治法：理气化痰，宁心安神。

方药：瓜蒌薤白半夏汤或黄连温胆汤（全瓜蒌、薤白、制半夏、枳壳、黄酒2两、黄连、竹茹、枳实、陈皮、茯苓、炙甘草）。

（5）心血瘀阻证

临床表现：心悸，胸闷烦躁、胸痛，时作时止，可见唇甲青紫，舌质紫黯，脉涩或结代。

治法：活血化瘀，理气通络。

方药：桃仁红花煎加减或血府逐瘀汤加减（红花、当归、桃仁、香附、延胡索、赤芍、川芎、乳香、丹参、青皮、熟地黄、川牛膝、桔梗、柴胡、枳壳）。

2. 辨证选择静脉滴注中药注射液

根据病情需要，可选择黄芪注射液、参麦注射液、生脉注射液、丹参注射液、灯盏花素注射液等。

（二）室性期前收缩

1. 辨证选择口服中药汤剂、中成药

（1）气阴亏虚证

临床表现：以心悸怔忡、五心烦热、气短乏力为主，兼见头晕口干、失眠多梦等，舌红少苔，脉细数兼结代。

治法：益气养阴，宁心安神。

方药：生脉散加味 [生晒参、麦冬、五味子、黄精、百合、天冬、生地黄、茯神、远志、石菖蒲、龙齿（先煎）、炙甘草]。

中成药：稳心颗粒、黄芪生脉饮等。

（2）心脾两虚证

临床表现：心悸气短，失眠多梦，头晕健忘，肢倦乏力，面色萎黄，食欲不振，舌质淡红、苔薄白，脉细弱。

治法：益气健脾，养血安神。

方药：归脾汤加减（党参、黄芪、当归、龙眼肉、白术、茯神、远志、木香、炒酸枣仁、石菖蒲、浮小麦、炙甘草）。

中成药：归脾丸、补心气口服液、安神补心胶囊等。

（3）阴阳两虚证

临床表现：心悸怔忡，胸闷胸痛，头晕，气短，两颧暗红，或痰中带血，舌淡或紫，苔白或少苔，脉结或代。

治法：益气滋阴，通阳复脉。

方药：炙甘草汤加减 [炙甘草、西洋参、麦冬、五味子、生地黄、阿胶（烊化）、桂枝、当归、黄芪、延胡索、甘松、

炒酸枣仁]。

（4）痰瘀互结证

临床表现：心悸气短，胸脘痞闷，痰多食少，眩晕恶心，渴不欲饮，胸痛时作，唇甲青紫，舌质暗有瘀斑、苔白腻，脉结代。

治法：活血化瘀，理气化痰。

方药：二陈汤合桃红四物汤加减（陈皮、半夏、茯苓、桃仁、红花、生地黄、川芎、当归、赤芍、瓜蒌、延胡索、甘松、苍术）。

（5）气滞血瘀证

临床表现：心悸不安，胸闷不舒，心痛时作，痛如针刺，唇甲青紫，舌质紫黯，脉涩或结代。

治法：活血化瘀，行气止痛。

方药：血府逐瘀汤加减（柴胡、当归、生地黄、牛膝、桔梗、赤芍、桃仁、红花、川芎、枳壳、酸枣仁、鸡血藤、丹参）。

（6）痰火扰神证

临床表现：心悸胸闷，发热气粗，面红目赤，喉间痰鸣，痰黄稠，失眠心烦，头晕目眩，重则躁狂谵语、哭笑无常，舌红、苔黄腻，脉滑数。

治法：清热化痰，宁心安神。

方药：黄连温胆汤加味（黄连、半夏、陈皮、茯苓、枳实、竹茹、牡丹皮、郁金、远志、石菖蒲、焦山楂、全瓜蒌、胆南星）。

2.辨证选择静脉滴注中药注射液

根据病情，可辨证选择参麦注射液、丹红注射液、丹参川芎嗪注射液等。

五、饮食药膳

1. 饮食护理

应适当进行饮食调养，可辨证选用红枣、莲子、银耳、黑木耳、牛奶等食品，多摄入新鲜蔬果，多食用深海鱼类等。水肿者，低盐或无盐饮食，适当限制水的摄入量。戒烟忌酒，限制茶、咖啡的饮入量，忌食辛辣刺激性食品。体胖者，应清淡饮食，忌肥甘厚腻多形之品。注意饮食的相对稳定性，不能随意大幅改变饮食结构。

2. 药膳

辨证选择日常药膳。

（1）心虚胆怯证：饮食清淡，避免刺激，需戒除烟酒、浓茶，药膳用酸枣仁加红糖煎水代茶频饮或酸枣仁粥每日1次，有养血安神的作用。

（2）心血不足证：宜食山药、莲子、赤豆、红枣、禽类、蛋类、鱼类、动物心脏、杞子粥、黄芪粥等养血、补益心脾类食物。药膳用党参琥珀炖猪心，以党参和琥珀粉各5克，猪心1个，加水炖熟后调味食用，隔日1次。

（3）阴虚火旺证：饮食以清淡养阴、富有营养为原则，可饮用清凉饮料，如乌梅汁、绿豆汤等，龟、鳖清炖食用有滋阴潜阳的功能。可食西红柿、白菜、冬瓜。药膳用百合冰糖水，取百合15克水煎加冰糖适量服用，每日1次。

（4）心阳不振证：平时根据个人口味可选海参、羊肉、核桃仁、八宝莲子粥、干姜粥、生姜肉桂羊肉汤、生姜葱白煎。药膳用桂枝桂圆汤，以桂枝6克、桂圆15克，水煎服用，每日1次。

（5）水饮凌心证：浮肿严重者给予低盐饮食，控制入水量，以防伤肾阳，加重病情。宜食豆制品、淡水鱼、生姜粥、茯苓粉，适当进食大蒜、生姜、川椒。药膳选用鲤鱼赤小豆汤，取鲤鱼一条（约 500 克），仅用其肉与赤小豆（250 克）同煮，饮汤食鱼及豆，每日分 2 次服，连服 5 ~ 7 天。

（6）心血瘀阻证：饮食宜清淡，少量多餐，不宜过饱，忌食动物脂肪及内脏、蟹子黄、蛋黄，康复后每天可饮红花酒20 毫升，可食瘦肉、鱼类、淡菜。药膳选用万年青饮，以新鲜万年青 25 ~ 50 克、红枣 10 枚，水煎代茶饮，每日 1 次。

六、起居情志预防

1. 起居护理

居室环境安静，生活起居规律，合理安排休息与活动，避免过劳。在气候变化大、季节交替的时候要采取措施，预防感冒，保持大便通畅，不宜晚睡，睡前不宜过度兴奋。发作期宜静卧休息；缓解期宜适当锻炼，如跳交谊舞、做广播操、散步、打太极拳等。

2. 情志护理

保持心情平和稳定，调整心态，缓解紧张情绪，避免精神刺激。当心悸发作时，患者常心情恐惧，最好有人陪护，使患者心情放松、情绪稳定。

七、预后康复

心悸病势缠绵，应坚持长期治疗、综合管理，其中包括生活方式的干预、潜在心血管疾病的治疗，心悸的治疗方案应由初级保健医师、心脏病和心脏外科医师、心律失常和卒中专家、专业医疗人员和患者共同制定，这样可以提高患者的依从性。获效后亦应注意巩固治疗，可服人参等补气药，改善心气虚症状，增强抗病能力，从而提高预期寿命、生活质量、生理和社会活动能力。

第九节　胸痛

一、简介概况

胸痛，亦称胸痹，是以胸部闷痛，甚则胸痛彻背，喘息不得卧为主症的疾病。轻者仅感胸闷如窒、呼吸欠畅，重者则有胸痛，严重者心痛彻背、背痛彻心。真心痛，是胸痹进一步发展的严重病证，其特点为剧烈而持久的胸骨后疼痛，伴心悸、水肿、肢冷、喘促、汗出、面色苍白等症状，甚至危及生命。西医学中冠状动脉粥样硬化性心脏病之心绞痛、心肌梗死与本病密切相关，可参照本病辨证论治。

二、中医病因病机

本病的发生多与寒邪内侵、饮食失调、情志失节、劳倦内伤、年迈体虚等因素有关。其病机有虚实两方面：实为寒凝、血瘀、气滞、痰浊，痹阻胸阳，阻滞心脉；虚为气虚、阴伤、阳衰，肺、脾、肝、肾亏虚，心脉失养。在本病证的形成和发展过程中，大多因实致虚，亦有因虚致实者。

1. 寒邪内侵

寒主收引，既可抑遏阳气，即所谓暴寒折阳，又可使血行瘀滞，发为本病。素体阳衰，胸阳不足，阴寒之邪乘虚侵袭，寒凝气滞，痹阻胸阳，而成胸痹。

2. 饮食失调

饮食不节，如过食肥甘厚味，或嗜烟酒而成癖，以致脾胃损伤，运化失健，聚湿生痰，上犯心胸清旷之区，阻遏心阳，胸阳失展，气机不畅，痰阻血瘀，心脉闭阻，而成胸痹。

3. 情志失节

忧思伤脾，脾运失健，津液不布，遂聚为痰。郁怒伤肝，肝失疏泄，肝郁气滞，甚则气郁化火，灼津成痰。无论气滞或痰阻，均可使血行失畅，脉络不利，而致气血瘀滞；抑或痰瘀交阻，胸阳不运，心脉痹阻，不通则痛，而发胸痹；七情失调可致气血耗逆，心脉失畅，痹阻不通而发心痛。

4. 劳倦内伤

劳倦伤脾，脾虚转输失能，气血生化乏源，无以濡养心脉，拘急而痛。积劳伤阳，心肾阳微，鼓动无力，胸阳失展，阴寒内侵，血行涩滞，而发胸痹。

5. 年迈体虚

本病多见于中老年人，年过半百，脏气渐亏，精血渐衰。如肾阳虚衰，则不能鼓动五脏之阳，可致心气不足或心阳不振，血脉失于温运，痹阻不畅，发为胸痹；肾阴亏虚，则不能濡养五脏之阴，水不涵木，又不能上济于心，因而心肝火旺，心阴耗伤，心脉失于濡养，而致胸痹；心阴不足，心火燔炽，下及肾水，又可进一步耗伤肾阴；心肾阳虚，阴寒痰饮乘于阳位，阻滞心脉。凡此均可在本虚的基础上形成标实，导致寒凝、血瘀、气滞、痰浊，进而使胸阳失运，心脉阻滞，发生胸痹。

胸痹的主要病机为心脉痹阻，病位在心，涉及肝、肺、脾、肾等脏。心主血脉，肺主治节，两者相互协调，气血运行自畅。心脉不畅，肺失治节，则血行瘀滞；肝失疏泄，气郁血滞；脾失健运，聚生痰浊，气血乏源；肾阴亏损，心血失荣；肾阳虚衰，君火失用，均可引致心脉痹阻，胸阳失旷而发为胸痹。其主要临床表现为本虚标实、虚实夹杂。本虚有气虚、气阴两虚及阳气虚衰；标实有血瘀、寒凝、痰浊、气滞。二者可相兼为病，如气滞血瘀、寒凝气滞、痰瘀交阻等。

胸痹轻者多为胸阳不振，阴寒之邪上乘，阻滞气机，临床表现为胸中气塞、短气；重者则为痰瘀交阻，壅塞胸中，气机痹阻，临床表现为不得卧、心痛彻背。同时亦有缓作与急发之异，缓作者，渐进而为，日积月累，始则偶感心胸不舒，继而心痹痛作，发作日频，甚则掣及后背；急作者，素无不舒之感，或许久不发，因感寒、劳倦、七情所伤等诱因而猝然心痛欲窒。胸痹病机转化可因实致虚，亦可因虚致实。痰踞心胸，胸阳痹阻，病延日久，每可耗气伤阳，向心气不足或阴阳并损证转化；阴寒凝结，气失温煦，日久寒邪伤人阳气，亦可向心阳虚衰转化；瘀阻脉络，血行滞涩，瘀血不去，新血不生，留瘀日久，心气痹阻，心阳不振。此三者皆因实致虚。心气不足，鼓动无力，易致气滞血瘀；心肾阴虚，水亏火炎，炼液为痰；心阳虚衰，阳虚外寒，寒痰凝络。此三者皆由虚致实。本病多在中年以后发生，如治疗及时、得当，可获较长时间的稳定缓解，如反复发作，则病情较为凶险。病情如若骤变，可见心胸猝然大痛，出现真心痛，甚则"旦发夕死，夕发旦死"。

三、体质特点及相关疾病的检查

（一）体质特点

胸痛患者多以气虚质、阳虚质、痰湿质、血瘀质为主，其具体表现如下。

1. 气虚质

总体特征：元气不足，以疲乏、气短、自汗等气虚表现为主要特征。

形体特征：肌肉松软不实。

常见表现：平素语音低弱，气短懒言，容易疲乏，精神不振，易出汗，舌淡红、舌边有齿痕，脉弱。

心理特征：性格内向，不喜冒险。

对外界环境适应能力：不耐受风、寒、暑、湿邪。

2. 阳虚质

总体特征：阳气不足，以畏寒怕冷、手足不温等虚寒表现为主要特征。

形体特征：肌肉松软不实。

常见表现：平素畏冷，手足不温，喜热饮，精神不振，舌淡胖嫩，脉沉迟。

心理特征：性格多沉静、内向。

对外界环境适应能力：耐夏不耐冬，易感风、寒、湿邪。

3. 痰湿质

总体特征：痰湿凝聚，以形体肥胖、腹部肥满、口黏苔腻等痰湿表现为主要特征。

形体特征：体形肥胖，腹部肥满松软。

常见表现：面部皮肤油脂较多，多汗且黏，胸闷，痰多，口黏腻或甜，喜食肥甘甜黏，苔腻，脉滑。

心理特征：性格偏温和、稳重，多善于忍耐。

对外界环境适应能力：对梅雨季节及湿重环境适应能力差。

4. 血瘀质

总体特征：血行不畅，以肤色晦暗、舌质紫黯等血瘀表现为主要特征。

形体特征：胖瘦均见。

常见表现：肤色晦暗，色素沉着，容易出现瘀斑，口唇暗淡，舌暗或有瘀点、舌下络脉紫黯或增粗，脉涩。

心理特征：易烦，健忘。

对外界环境适应能力：不耐受寒邪。

（二）相关疾病检查

西医学中冠状动脉粥样硬化性心脏病之心绞痛、心肌梗死与胸痛密切相关，其相关检查如下。

1. 慢性稳定型心绞痛

（1）心脏 X 线检查：无异常发现，或见心影增大、肺充血等。

（2）心电图：①静息时心电图，约半数患者在正常范围，也可能有陈旧性心肌梗死的改变、非特异性 ST 段或 T 波异常，有时出现房室或束支传导阻滞、室性或房性期前收缩等心律失常；②心绞痛发作时心电图，可出现暂时性心肌缺血引起的 ST 段移位、T 波倒置等；③心电图运动试验；④心电图连续监测。

（3）放射性核素检查。

（4）冠状动脉造影。

（5）超声心动图。

（6）冠状动脉内超声显像。

（7）血管镜。

2. 急性心肌梗死

（1）心电图：① ST 段抬高心肌梗死。ST 段抬高呈弓背向上，在面向坏死区周围心肌损伤区的导联上出现；T 波倒置，在面向损伤区周围心肌缺血区的导联上出现；宽而深的

Q 波（病理性 Q 波），在面向透壁心肌坏死区的导联上出现。②非 ST 段抬高心肌梗死。无病理性 Q 波，有普遍性 ST 段压低 ≥ 0.1 mV，但 aVR 导联（有时还有 V1 导联）ST 段抬高，或有对称性 T 波倒置。无病理性 Q 波，也无 ST 段变化，仅有 T 波倒置。

（2）动态性改变：① ST 段抬高心肌梗死超急性期，起病数小时内，可无异常，或出现异常高大的 T 波。② ST 段抬高心肌梗死急性期，数小时后，ST 段弓背向上抬高，与直立的 T 波连接，形成单相曲线；数小时至 2 日内出现病理性 Q 波，同时 R 波减低，Q 波在 3 ～ 4 天内稳定不变。③ ST 段抬高心肌梗死亚急性期，ST 段抬高持续数日至 2 周左右，逐渐回到基线水平；T 波则变平坦或逐渐倒置；Q 波留存。④ ST 段抬高心肌梗死慢性期，数周至数月后，T 波倒置呈两肢对称，可永久存在，也可在数月至数年内逐渐恢复。多数患者 Q 波永久存在。若 ST 段持续抬高半年以上，应考虑心室壁瘤。

（3）血清心肌坏死标志物。

（4）超声心动图。

（5）冠状动脉造影。

（6）放射性核素检查。

四、中医常用药物干预

1. 慢性稳定型心绞痛

（1）辨证选择口服中药汤剂、中成药

1）痰阻心脉证

临床表现：胸闷重而心痛微，痰多气短，肢体沉重，形体肥胖，遇阴雨天诱发或加重，倦怠乏力，纳呆便溏，咳吐痰涩，舌体胖大、舌边有齿痕、苔浊腻或白滑。

治法：通阳泄浊，豁痰宣痹。

方药：瓜蒌薤白半夏汤加味（瓜蒌、薤白、法半夏、枳实、陈皮、石菖蒲、桂枝、干姜、细辛）。

2）心脉气滞证

临床表现：心胸满闷，隐痛阵作，痛有定处，遇情志不遂时诱发或加重，或兼有脘胀嗳气、时欲太息，或得嗳气、矢气则舒，苔薄或薄腻，脉弦细。

治法：疏肝理气，活血通络。

方药：柴胡疏肝散加减（柴胡、枳壳、香附、川芎、郁金、延胡索、炙甘草）。

3）心血瘀阻证

临床表现：心胸疼痛，如刺如绞，痛有定处，入夜为甚，甚则胸痛彻背、背痛彻心，或痛引肩背，暴怒或劳累后加重，舌质紫黯、有瘀斑、苔薄，脉弦涩或结代。

治法：活血化瘀，通脉止痛。

方药：血府逐瘀汤合失笑散加减或痰瘀同治颗粒[桃仁、红花、川芎、赤芍、当归、生地黄、牛膝、柴胡、枳壳、桔梗、甘草、蒲黄（包煎）、五灵脂（包煎）]。

中成药：麝香通心滴丸、速效救心丸、丹参多酚酸盐注射液。

4）寒凝心脉证

临床表现：猝然心痛如绞，心痛彻背，喘不得卧，多因气候骤冷或骤感风寒而发病或加重，心悸，胸闷气短，手足不温，冷汗出，面色苍白，苔薄白，脉沉紧或沉细。

治法：辛温散寒，宣统心阳。

方药：瓜蒌薤白桂枝汤合当归四逆汤加减（瓜蒌、薤白、桂枝、当归、细辛、白芍、通草、丹参、郁金、甘草）。

5）气阴亏虚证

临床表现：心胸隐痛，时作时止，心悸气短，动则益甚，声低气微，面色㿠白，易于汗出，舌淡红、舌体胖且舌边有齿痕，脉细缓或结代。

治法：益气养阴，活血通脉。

方药：生脉散（太子参、麦冬、五味子）。

（2）西药治疗

1）改善缺血、减轻症状的药物：改善缺血、减轻症状的药物应与预防心肌梗死的药物联合使用，其中一些药物，如β受体阻滞剂，同时兼具两方面的作用。目前改善缺血、减轻症状的药物主要包括β受体阻滞剂、硝酸酯类药物及钙通道阻滞剂（calcium channel blocker，CCB）。

2）预防心肌梗死：改善预后的药物，如阿司匹林、硫酸氢氯吡格雷片、替格瑞洛等药物抗血小板聚集；低分子肝素抗凝；降脂稳定斑块的药物，如他汀类药物；延缓心室重构的药物，如血管紧张素转化酶抑制剂或血管紧张素Ⅱ受体拮抗剂。

2. 急性心肌梗死

（1）辨证选择口服中药汤剂、中成药

1）气滞血瘀证

临床表现：暴怒后猝然心痛剧烈，痛有定处，如锥如刺，伴胸闷气憋，心悸气短，唇青，舌暗、有瘀斑，脉沉涩、结代。

治法：活血化瘀，通脉止痛。

方药：血府逐瘀汤加减（桃仁、红花、当归、生地黄、牛膝、川芎、桔梗、赤芍、枳壳、甘草、柴胡）。

2）寒凝心脉证

临床表现：猝然心痛如绞，感寒甚，甚则心痛彻背、背痛彻心，伴形寒肢冷，手足不温，冷汗自出，心悸气短，舌质淡、苔薄白，脉弦紧。

治法：散寒宣痹，芳香温通。

方药：当归四逆汤合苏合香丸加减（当归、桂枝、芍药、细辛、通草、甘草、大枣等）。

3）痰瘀互结证

临床表现：胸痛剧烈，如割如刺，胸闷如窒，气短痰多，心悸不宁，腹胀纳呆，恶心呕吐，舌苔浊腻，脉滑。

治法：活血化痰，理气止痛。

方药：瓜蒌薤白半夏汤合桃红四物汤加减（瓜蒌实、薤白、半夏、当归、川芎、赤芍、生地黄、桃仁、红花、云苓、猪苓、泽泻、白术、桂枝、贝母）。

4）气虚血瘀证

临床表现：心胸刺痛，胸部闷滞，动则加重，伴乏力、短气、汗出，舌质暗淡或有瘀斑、瘀点，舌苔薄白，脉虚无力。

治法：益气活血，祛瘀止痛。

方药：补阳还五汤加减（黄芪、当归、赤芍、地龙、川芎、红花、桃仁）。

5）气阴两虚证

临床表现：心痛如绞，伴气短，乏力，心烦，口咽干燥，大便干或有低热，舌红，脉细数、无力或结代。

治法：益气滋阴，活血化瘀。

方药：生脉散合左归饮加减（人参、麦冬、五味子、熟地黄、山药、枸杞、炙甘草、茯苓、山茱萸）。

（2）西药治疗

1）溶栓的药物：排除禁忌证后，应用尿激酶、链激酶等药物进行溶栓治疗。

2）消除心律失常的药物：室性期前收缩或室性心动过速患者可用利多卡因、胺碘酮，情况稳定后改口服美西律或普罗帕酮，缓慢性心律失常患者可用阿托品肌内或静脉注射控制休克。

3）控制休克的药物：多巴胺、间羟胺、去甲肾上腺素静脉滴注升压；硝普钠、硝酸甘油、酚妥拉明扩张血管。

4）治疗心力衰竭的药物：主要是治疗急性左侧心力衰竭，以应用吗啡（或哌替啶）和利尿剂为主。梗死发生 24 小时内尽量避免使用洋地黄制剂。有右心室梗死者慎用利尿剂。

五、饮食药膳

饮食宜清淡，忌食辛辣、肥腻、生冷等食物，戒烟酒。阳虚体质者，少吃盐，多吃温热的食物；气虚体质者，要注意补脾、健脾，适合多吃些性平或偏温的、具有补益作用的食品，比如大枣、葡萄干、苹果、龙眼肉、山药、芡实、猪肚等；痰湿体质者，夏多食姜、冬少进补，多食健脾祛湿的食物，比如山药、薏苡仁、鲫鱼、生姜；瘀血体质者，不宜吃收涩、寒凉的东西，多用玫瑰花、茉莉花泡茶以宁心安神。

六、起居情志预防

关心、体贴患者，使其保持心情舒畅。减少导致情绪激动的刺激因素，帮助掌握自我调控能力。可适当练习太极拳、五禽戏，夏不贪凉、冬宜温补。胸痹严重，易烦躁、焦虑者，需要向其介绍有关疾病的健康知识，帮助患者树立信心。

七、预后康复

已有冠心病及心肌梗死病史者应预防再次梗死及其他心血管事件，此为冠心病的二级预防。二级预防应全面综合考虑，应用阿司匹林或氯吡格雷抗血小板聚集；控制好血压、血脂、血糖水平；普及有关冠心病的知识，鼓励有计划地、适当地进行运动锻炼。急性期 1 周以内应卧床休息，并进行心电、血压监测，保持心情平静，一般应先进流质食物，保持大便通畅；病情平稳后可引导患者循序渐进地进行运动；病后应戒烟酒，调节饮食，避免膏粱厚味。近几年提倡急性心肌梗死恢复后，进行康复治疗，逐步做适当的体育锻炼。2 ～ 4 个月后酌情恢复部分工作，部分患者可恢复全天工作，但应避免过重体力劳动或过度精神紧张。

第十节　腹痛

一、简介概况

腹痛是指胃脘以下、耻骨毛际以上部位发生的疼痛。西医学的肠易激综合征、消化不良、胃肠痉挛、不完全性肠梗阻、肠粘连、肠系膜和腹膜病变、腹型过敏性紫癜、泌尿系统结石、急慢性胰腺炎、肠道寄生虫等以腹痛为主要表现的疾病均属本病范畴，可参照本节辨证论治。

二、中医病因病机

本病的病因多为感受外邪、饮食所伤、情志失调及素体虚弱、劳倦内伤等，致气机阻滞、脉络痹阻或经脉失养而发生腹痛。

1. 外感时邪

外感风、寒、暑、热、湿邪，侵入腹中，均可导致气机阻滞、气血经脉受阻。感受寒邪则寒凝气滞，脉络绌急，不通则痛。感受暑热或湿热之邪则肠道传导失职，腑气不通而发生腹痛。

2. 饮食不节

暴饮暴食，损伤脾胃，饮食停滞，腑气阻滞不通；过食肥甘厚腻、辛辣刺激食物，导致湿热阻滞肠胃，中焦气机不畅；恣食生冷，损伤脾胃，脾胃升降失常，腑气通降不利，气机阻滞不通；饮食不洁，肠虫滋生，阻滞肠腑，传导失司，导致不通则痛。

3. 情志失调

情志不畅，则肝失疏泄，肝气郁结，气机阻滞，不通则痛；或忧思伤脾，脾失健运，土壅木郁，气机不畅而发生腹痛。日久则血行不畅，导致气滞血瘀，络脉痹阻，疼痛加重，固定不移，且病情进一步加重，可造成腹中癥瘕痞块。

4. 禀赋不足、劳倦内伤

素体虚弱，脏腑亏虚，或劳倦内伤，导致脾失健运，气血化生不足，经脉失养，或者大病久病之后，中阳不足或脾肾阳虚，经脉失于温煦，均可出现不荣则痛。

5. 跌仆损伤、腹部手术

跌仆损伤、腹部手术，导致血络受损，血溢脉外，脏器粘连，可形成腹中瘀血，经络不畅，中焦气机阻滞，不通则痛。

腹痛病机为脏腑气机不利、气血阻滞，不通则痛；或气血不足，经脉失养，脏腑失煦，不荣则痛。总之，本病的基本病机为不通则痛或不荣则痛。其病位在脾、胃、肝、胆、肾、膀胱、大肠、小肠等多个脏腑。

腹痛发病过程中病机变化复杂，往往互为因果、互相转化、互相兼夹。脏腑气机阻滞，气血运行不畅，经脉痹阻，不通则痛，多为实证；脏腑经脉失养，则不荣而痛，多为虚证。气血不足夹杂气滞血瘀，或脾胃虚弱与肝胆湿热互见，多为虚实夹杂证。病初多为实证，病久多为虚证或虚实夹杂证。如湿热困脾或肝郁克脾，日久则脾胃虚弱，甚至脾阳不振，脾肾两虚，脾胃虚弱，脾失健运，则水湿不化，土壅木郁，气机阻滞，日久气滞血瘀；或虚证复感诸邪，导致气滞、血瘀、痰浊、食积、湿热等阻滞；寒痛缠绵发作，可以郁而化热；热痛日久不愈，可以转化为寒，成为寒热交错之证。若腹痛失治误治，气血逆乱，可致厥脱之证；若虫邪聚集，或术后气滞血瘀，日久可变生积聚。

三、体质特点及相关疾病的检查

（一）体质特点

根据腹痛的病因病机，其多见于阳虚质、湿热质、血瘀质、气郁质，具体表现如下。

1. 阳虚质

总体特征：阳气不足，以畏寒怕冷、手足不温等虚寒表现为主要特征。

形体特征：肌肉松软不实。

常见表现：平素畏冷，手足不温，喜热饮，精神不振，舌淡胖嫩，脉沉迟。

心理特征：性格多沉静、内向。

对外界环境适应能力：耐夏不耐冬，易感风、寒、湿邪。

2. 湿热质

总体特征：湿热内蕴，以面垢油光、口苦、苔黄腻等湿热表现为主要特征。

形体特征：形体中等或偏瘦。

常见表现：面垢油光，易生痤疮，口苦口干，身重困倦，大便黏滞不畅或燥结，小便短黄，男性易阴囊潮湿，女性易带下增多，舌质偏红、苔黄腻，脉滑数。

心理特征：容易心烦气躁。

对外界环境适应能力：对夏末秋初湿热气候、湿重或气温偏高环境较难适应。

3. 血瘀质

总体特征：血行不畅，以肤色晦暗、舌质紫黯等血瘀表现为主要特征。

形体特征：胖瘦均见。

常见表现：肤色晦暗，色素沉着，容易出现瘀斑，口唇暗淡，舌暗或有瘀点、舌下络脉紫黯或增粗，脉涩。

心理特征：易烦，健忘。

对外界环境适应能力：不耐受寒邪。

4. 气郁质

总体特征：气机郁滞，以神情抑郁、忧虑脆弱等气郁表现为主要特征。

形体特征：形体瘦者为多。

常见表现：神情抑郁，情感脆弱，烦闷不乐，舌淡红、苔薄白，脉弦。

心理特征：性格内向不稳定、敏感多虑。

对外界环境适应能力：对精神刺激适应能力较差，不适应阴雨天气。

（二）相关疾病检查

西医中的肠易激综合征、消化不良、胃肠痉挛、不完全性肠梗阻、肠粘连、肠系膜和腹膜病变、腹型过敏性紫癜、泌尿系统结石、急慢性胰腺炎、肠道寄生虫等以腹痛为主要表现的疾病均属腹痛范畴，其相关疾病检查如下。

1. 急性胰腺炎

血尿淀粉酶水平大于正常值 3 倍，CT 或 MRI 有急性胰腺炎的影像表现，同时有胰周广泛渗出和（或）胰腺坏死等改变。

2. 肠梗阻

①实验室检查：单纯性肠梗阻早期变化不明显，随着病情发展，由于失水和血液浓缩，白细胞计数、血红蛋白和血细胞比容都可增高，尿比重也增高。查血气分析和血清钠离子、钾离子、氯离子、尿素氮、肌酐的变化，可了解酸碱失衡、电解质紊乱和肾功能的状况。呕吐物和粪便检查，有大量红细胞或隐血阳性，应考虑肠管有血运障碍。②X线检查：一般在肠梗阻发生4～6小时后，X线检查即显示出肠腔内气体、气胀、肠袢和液平面。由于肠梗阻的部位不同，X线表现也各有其特点：空肠黏膜的环状皱襞在肠腔充气时呈鱼骨刺状；回肠扩张的肠袢多，可见阶梯状的液平面；结肠胀气位于腹部周边，显示结肠袋形。结肠钡灌肠造影可用于疑有结肠梗阻的患者，它可显示结肠梗阻的部位与性质。

3. 泌尿系统结石

①泌尿系统超声：是排查泌尿系统结石首要的检查项目，它可以对结石进行初步评估，通过彩色多普勒超声检查可以明确结石的大小、个数、位置，不过此检查需要憋尿，如果不憋尿，尤其是膀胱内的结石容易漏诊。②腹部X线检查：X线检查也是排查泌尿系统结石的重要检查项目，85%～90%的结石可以在腹部X线上显影，不过X线容易受到肠道气体的影响；当肾结石厚度小于2毫米时，X线也是无法判断的，需要结合其他检查项目。③泌尿系统CT检查。④静脉肾盂造影。

四、中医常用药物干预

腑气不通是本病的基本病机，通里攻下应贯穿本病治疗的始终。根据"急则治标，缓则治本"的原则，急性期针对肝郁气滞、肝胆湿热的病机特点，分别遵循疏肝解郁、清热化湿的基本治疗原则；缓解期针对肝郁脾虚、脾胃阳虚的病机特点，分别遵循疏肝健脾、温脾暖胃的治疗原则。在上述治疗原则的指导下，可将内治法和外治法相结合进行多途径治疗。

1. 肝郁气滞证

临床表现：腹痛胀闷，痛无定处，痛引少腹，或兼痛窜两胁、时作时止，遇忧思恼怒则剧，舌淡红、苔薄白，脉弦。

治法：疏肝解郁，理气止痛。

方药：柴胡疏肝散（《景岳全书》）[陈皮（醋炒）、柴胡、川芎、香附、枳壳（麸炒）、芍药、炙甘草]。

加减：因胆道蛔虫病引起者，加乌梅、苦楝根皮；痛甚者，加青皮、佛手、延胡索；大便干结者，加芦荟、芒硝。

2. 肝胆湿热证

临床表现：腹痛拒按，胁肋胀痛，纳呆腹胀，犯恶欲呕，口苦厌油，身目发黄，大便不调，小便短黄，或寒热往来，舌红、苔黄腻，脉弦滑。

治法：清泄肝胆，清利湿热。

方药：茵陈蒿汤（《伤寒论》）合龙胆泻肝汤（《医方集解》）或大柴胡汤加减 [茵陈、大黄（后下）、栀子、龙胆草（酒炒）、黄芩（酒炒）、山栀子（酒炒）、泽泻、木通、车前子、当归、生地黄、柴胡、甘草]。

加减：黄疸热重者，加蒲公英、败酱草、紫花地丁；大便黏滞不爽者，加滑石、薏苡仁。

3. 肝郁脾虚证

临床表现：胸胁胀闷，嗳气食少，腹痛，情志不遂、饮食不节、受凉时加剧，伴腹胀，口干欲饮、口黏腻不爽，大便不成形，舌质红、苔薄黄腻，脉沉弦。

治法：疏肝解郁，健脾益气。

方药：柴芍六君子汤（《医宗金鉴》）加减（人参、炒白术、茯苓、陈皮、姜半夏、炙甘草、柴胡、炒白芍、钩藤）。

加减：食积者，加焦三仙、莱菔子；腹胀明显者，加莱菔子、木香。

4. 脾胃阳虚证

临床表现：腹痛绵绵，时作时止，喜温喜按，形寒肢冷，神疲乏力，气短懒言，胃纳不佳，面色无华，大便溏薄，舌质淡、苔薄白，脉沉细。

治法：温中散寒，缓急止痛。

方药：理中丸加减（人参、白术、干姜、甘草、白芷、姜半夏等）。

加减：口渴明显者，加桂枝、葛根。

五、饮食药膳

病情允许进食时，先进食不含脂肪的淀粉类全流质饮食（如米汤、藕粉等），少食多餐，逐渐从流质饮食、半流质饮食、软食过渡到普通饮食。食品应以无刺激性、少油腻、易消化为原则。在进食过程中如有恶心呕吐、腹痛腹胀等不适，应暂停进食。

（1）阳虚质者可将丁香研成极细粉末，贮瓶备用。用时取药末适量，填满患者脐孔，盖上敷料，胶布固定，再用热水袋熨肚脐处以散寒止痛，平素可适当饮用红糖生姜水，以温中散寒。

（2）腹痛痉挛者可用赤芍 10 克，甘草 5 克，加水 1000 毫升煎煮15分钟，加入绿茶2克，分5次服，以缓解腹部痉挛痛。

（3）湿热质者可将绿豆、赤小豆、黑豆加甘草煎煮成粥，分2次服用，以清热利湿。该类患者适合食用清利湿热的食品，如薏苡仁、莲子、茯苓、赤小豆、蚕豆、绿豆、鸭肉、田螺、黄豆芽、绿豆芽、冬瓜、丝瓜、葫芦、苦瓜、黄瓜、西瓜、白菜、芹菜、卷心菜、莲藕、空心菜等。

（4）气郁质者应选用具有理气解郁、调理脾胃功能的食物。如大麦、荞麦、高粱、刀豆、蘑菇、豆豉、柑橘、萝卜、洋葱、苦瓜、玫瑰花等，日常可食用香附牛肉汤、菊花鸡肝汤等。

（5）瘀血体质者不宜吃收涩、寒凉的东西。多用玫瑰花、茉莉花泡茶，以宁心安神。

六、起居情志预防

戒烟戒酒，勿暴饮暴食，避免油腻及油炸等高脂饮食。保持心情舒畅、心情平静，避免烦躁、焦虑。减少导致情绪激动的刺激因素，帮助患者掌握自我调控能力。胆石症患者在疾病治愈后应采用腹腔镜、手术或经内镜逆行胆胰管成像等手段尽快根治；高脂血症患者除低脂、清淡饮食外，需在医师指导下服降脂药以控制血脂，坚持长期监测血脂并门诊随访。

七、预后康复

腹痛的转归及预后取决于其所属疾病的性质和患者的体质。一般来说，体质好、病程短、正气尚足者预后良好；体质较差、病程较长、正气不足者预后较差；身体日渐消瘦、正气日衰者难治。腹痛急暴，伴大汗淋漓、四肢厥冷、脉微欲绝者为虚脱之象，如不及时抢救则危殆立至。

　　康复中要注意不要一直躺在床上，需要适当下地活动，可以促使胃肠功能恢复；在卧床休息的时候，需要活动双下肢，可以防止深静脉血栓形成；如果有痰，一定要咳出来，可以定期叩背，能够防止坠积性肺炎；卧床期间，需要定期翻身，能够防止皮肤压疮；如果患者腹痛剧烈，而且出现恶心和呕吐，此时不要吃饭，也不要饮水，需要将头偏向一侧，可以防止误吸；要确保静脉输液管路通畅，防止漏液。

第十一节　肥胖

一、简介概况

肥胖是由于过食、缺乏体力活动等多种因素导致体内膏脂堆积过多，使体重超出标准范围，或伴有头晕乏力、神疲懒言、少动气短等症状的一种疾病，是多种其他疾病发生的基础。西医学的单纯性（体质性）肥胖、代谢综合征等属于本病范畴。

二、中医病因病机

本病多因年老体弱、过食肥甘、缺乏运动、情志内伤、先天禀赋等导致湿浊痰瘀内聚，留着不行，形成肥胖。

1. 年老体弱

肥胖的发生与年龄有关。中年以后，人体的生理功能由盛转衰，脾的运化功能减退，又过食肥甘，运化不及，聚湿生痰，痰湿壅结；或肾阳虚衰，不能化气行水，酿生水湿痰浊，故而肥胖。

2. 饮食不节

暴饮暴食之人，常胃热偏盛，腐化水谷功能亢旺。大量摄入肥甘厚味，久致脾之运化功能受损。进一步发展，则导致过量水谷不能化为精微，遂变膏脂，随郁气之流窜而停于筋膜腔隙，形成肥胖。

3. 劳逸失调

《素问·宣明五气》有"久卧伤气，久坐伤肉"之说。伤气则气虚，伤肉则脾虚，脾气虚弱，运化失司，水谷精微不能输布，则水湿内停，形成肥胖。

4. 先天禀赋

阳热体质，胃热偏盛，食欲亢进，食量过大，脾运不及，可致膏脂痰湿堆积，形成肥胖。

5. 情志内伤

七情内伤，脏腑气机失调，水谷运化失司，则水湿内停，痰湿聚积，亦成肥胖。

肥胖的基本病机是胃强脾弱、酿生痰湿，导致气郁、血瘀、内热壅塞。阳明热盛、胃强者易于化热，胃热消灼，使水谷腐熟过旺。脾为太阴之土，乃生痰之源，喜燥恶湿，易受湿阻。胃纳太过，壅滞脾土，一则酿生湿热，进而化生痰湿；二则损伤脾阳，脾失运化而生痰湿。痰湿阻碍气机而致气郁。痰湿、气郁均可壅郁生热。痰阻、气郁、内热可形成瘀血。

病位主要在脾与肌肉，与肾虚关系密切，亦与心、肺的功能失调及肝失疏泄有关。本病为本虚标实之候。本虚多为脾肾气虚，或兼心肺气虚；标实为胃热、痰湿，痰湿常与气郁、瘀血、水湿相兼为病，故痰瘀互结、痰气交阻、痰饮水肿者常见。

三、体质特点

1. 痰湿质

形体肥胖，头重如裹，胸闷，呕恶痰涎，肢重，口淡，食少，舌胖、苔滑腻，脉滑。

2. 气滞血瘀质

胸胁胀闷，走窜疼痛，舌质暗、有瘀点或瘀斑，脉弦或涩。

3. 脾虚湿困质

乏力，头晕，胸闷，纳呆，恶心，身困，脘胀，舌淡、体胖大、舌边有齿痕、苔白腻，脉细弱或濡缓。

4. 肝肾阴虚质

眩晕，耳鸣，腰酸，膝软，健忘，失眠，口干，舌质红、少苔，脉细数。

四、中医常用药物干预

（一）辨证选择口服中药汤剂或中成药

1. 痰浊阻滞证

临床表现：形体肥胖，头重如裹，胸闷，呕恶痰涎，肢重，口淡，食少，舌胖、苔滑腻，脉滑。

治法：化痰降浊。

方药：二陈汤加减（陈皮、半夏、茯苓、白术、泽泻、丹参、郁金、决明子、山楂等）。

中成药：降脂舒心茶（院内制剂）、食凉茶等。

2. 气滞血瘀证

临床表现：胸胁胀闷，走窜疼痛，舌质暗、有瘀点或瘀斑，脉弦或涩。

治法：行气活血，化瘀降浊。

方药：血府逐瘀汤加减（当归、生地黄、桃仁、红花、枳壳、柴胡、香附、川芎、赤芍、牛膝、丹参、山楂等）。

中成药：心脉通胶囊等。

3. 脾虚湿困证

临床表现：乏力，头晕，胸闷，纳呆，恶心，身困，脘胀，舌淡、体胖大、舌边有齿痕，苔白腻，脉细弱或濡缓。

治法：益气健脾，化湿和胃。

方药：参苓白术散加减（党参、白术、丹参、茯苓、泽泻、薏苡仁、葛根、陈皮、木香、山楂、甘草等）。

中成药：参苓白术散等。

4. 肝肾阴虚证

临床表现：眩晕，耳鸣，腰酸，膝软，健忘，失眠，口干，舌质红、少苔，脉细数。

治法：滋补肝肾，养血益阴。

方药：一贯煎加减（生地黄、沙参、麦冬、当归、枸杞、川楝子、泽泻、丹参、决明子、何首乌、山楂等）。

中成药：六味地黄丸等。

此外，部分患者虽无临床症状但实验室诊断指标异常，亦可予中成药治疗。

（二）针灸治疗

1. 治疗原则

按照经络理论，可根据不同分期、不同症状选择合理的穴位配伍和适宜的手法进行治疗，主要以耳针、穴位埋线为主。

2. 针灸方法

（1）耳针

取穴：取脾、胃、内分泌等穴，或取敏感点。

方法：用耳贴王不留行籽压穴，每次取4～6个穴，两耳交替，3天换药1次，5次为1个疗程，共1～4个疗程。

（2）穴位埋线

取穴：脾俞、胃俞、胃脘下俞、大肠俞、小肠俞、三焦俞为主穴。

方法：穴位埋线是对传统针灸治疗方法的一种改进，通过埋入体内的羊肠线或胶原蛋白线对腧穴的长期持续刺激作用，提高腧穴的兴奋性和传导性，达到良性、双向性调节的目的。

（三）西药治疗

继发性肥胖以治疗原发病为主，如糖尿病、甲状腺功能减退症得到控制后，血脂有望恢复正常；但原发性和继发性肥胖可能同时存在，如原发病经过治疗正常一段时期后，血脂异常仍然存在，考虑同时有原发性血脂异常的可能，需给予相应治疗。根据患者血脂异常的临床分型及基础疾病，选用他汀类、贝特类、烟酸类、树脂类等，必要时考虑血浆净化疗法。

五、饮食药膳

本病需采取终身综合防治措施，提倡健康的生活及饮食方式，减少脂肪及热量的摄入，尤其注重避免晚餐进食过多热量，加强锻炼，注重早期预防。对于无明显症状可辨、舌脉正常而体形偏胖者，可嘱患者用鲜山楂或鲜荷叶煎水代茶饮，长期服用有减肥的效果。治疗上强调以饮食及生活习惯调理为主、药物治疗为辅的原则，并注意预防与肥胖相关疾病的发生及发展。

（1）山楂玫瑰花茶：干山楂6克，玫瑰花3克，泡茶饮用。

（2）绞股蓝茶：绞股蓝叶2～3克，开水冲泡后饮用。

（3）普洱菊花茶：普洱茶、菊花各 2 ～ 3 克，开水冲泡后饮用。

（4）槐花莲子心茶：干槐花、莲心各 2 ～ 3 克，泡茶饮用。

（5）葛根茶：葛根 2 ～ 3 克，泡茶饮用。

六、起居情志预防

适当运动及控制体重，应选择中等强度的运动量，一般最大耗氧量控制在 50% ～ 70%。运动方式：对于无心、脑血管疾病的肥胖患者可采用长时间、慢速度、长距离的有氧训练。高甘油三酯血症和血清高密度脂蛋白胆固醇过低者应以控制体重为主要目标。

七、预后康复

肥胖对人体健康危害极大，一旦形成本病，一般不易治愈。积极预防本病是非常必要的，应积极主动、持之以恒、坚持治疗。本病患者饮食宜清淡，忌肥甘醇厚美味，多食蔬菜、水果等富含纤维、维生素的食物，适当补充蛋白质，宜低糖、低脂、低盐；养成良好的饮食习惯，忌多食、暴饮、暴食，忌食零食；必要时有针对性地配合药膳疗法。适当参加体育锻炼，如根据情况可选择散步、快走、慢跑、骑车、爬楼、拳击等，也可做一些适当的体力劳动，如做家务等。运动不可太过，以防难以耐受，贵在持之以恒。减肥需循序渐进，使体重逐渐减轻至接近正常，不宜骤减，以免损伤正气、降低体力。

第十二节　胁痛

一、简介概况

胁痛是指以一侧或两侧胁肋部疼痛为主要表现的病证，属临床较常见的自觉症状。急慢性肝炎、胆囊炎、胆系结石、胆道蛔虫病、肋间神经痛等多种西医学疾病以胁痛为主要表现者，均属本病范畴。

二、中医病因病机

胁痛的发生主要由情志不遂、饮食不节、跌仆损伤、劳欲久病等因素所致，上述因素引起肝气郁结、肝失条达，或瘀血停着、痹阻胁络，或湿热蕴结、肝失疏泄，或肝阴不足、络脉失养等诸多病理变化，最终发为胁痛。

1. 情志不遂

各类情志所伤，如暴怒伤肝、抑郁忧思，可致肝失条达、疏泄不利、气阻络痹，发为肝郁胁痛。如清代尤怡《金匮翼·胁痛总论》云："肝郁胁痛者，悲哀恼怒，郁伤肝气。"气郁日久，又可致血行不畅，瘀血渐生，阻于胁络，出现瘀血胁痛。《临证指南医案·胁痛》云："久病在络，气血皆窒。"

2. 跌仆损伤

跌仆外伤或因强力负重，使胁络受伤，瘀血阻塞，可发为胁痛。如《金匮翼·胁痛总论》谓："污血胁痛者，凡跌仆损伤，污血必归胁下故也。"

3. 饮食不节

饮食失宜，过食肥甘，脾失健运，湿热内生，进而致肝胆失于疏泄，可发为胁痛。如《景岳全书·胁痛》："以饮食劳倦而致胁痛者，此脾胃之所传也。"清代张璐《张氏医通·胁痛》："饮食劳动之伤，皆足以致痰凝气聚……然必因脾气衰而致。"

4. 外邪内侵

湿热之邪内袭，郁结少阳，枢机不利，肝胆经气失于疏泄，可致胁痛。《素问·缪刺论》言："邪客于足少阳之络，令人胁痛不得息。"

5. 劳欲久病

久病耗伤或劳欲过度，使精血亏虚，肝阴不足，血虚不能养肝，故脉络失养，拘急而痛。《景岳全书·胁痛》指出："凡房劳过度，肾虚羸弱之人，多有胸胁间隐隐作痛，此肝肾精虚。"《金匮翼·胁痛总论》谓："肝虚者，肝阴虚也。阴虚则脉细急，肝之脉贯膈布胁肋，阴虚血燥，则经脉失养而痛。"

综上所述，胁痛病位主要责之于肝、胆，亦与脾、胃、肾有关。病因涉及情志不遂或饮食不节、外邪入侵等，病理因素包括气滞、血瘀、湿热，基本病机属肝络失和，可概括为"不通则痛"与"不荣则痛"两类。其中，因肝郁气滞、瘀血停着、湿热蕴结导致的胁痛多属实证，为"不通则痛"，较多见；因阴血不足、肝络失养导致的胁痛则为虚证，属"不荣则痛"。

胁痛病机有其演变特点。一般来说，胁痛初病在气，由气滞为先，气机不畅致胁痛。气滞日久，则血行不畅，由气滞转为血瘀，或气滞、血瘀并见。肝郁化火、耗伤肝阴，或肝胆湿热、耗伤阴津，或瘀血不去、新血不生，致精血虚少，即可由实转虚。同时，阴血不足、肝络失养之虚证，又可在情志、饮食等因素的影响下产生虚中夹实的变化，最终出现虚实夹杂之证。同时，注意胁痛一证与其他病证间的兼见、转化情况。如湿热瘀阻肝胆之胁痛，若湿热交蒸、胆汁外溢，则可并见黄疸；肝郁气滞或瘀血停着之胁痛，可转化为积聚；肝失疏泄、脾失健运、病久及肾，致气血水停于腹中，则可转化为鼓胀等。

三、体质特点

1. 湿热蕴结质

右胁胀痛，脘腹满闷，恶心厌油，身目黄或正常，小便黄赤，大便黏滞臭秽，舌苔黄腻。

2. 气郁质

两胁胀痛，甚则连及胸肩背，且情志激惹则痛甚，胸闷，纳差，善太息，得嗳气稍舒，大便不调，小便黄，舌质红、舌苔薄白。

3. 肝郁脾虚质

胁肋胀满，精神抑郁或性情急躁，面色萎黄，大便溏薄，纳食减少，口淡乏味，脘腹痞胀，舌质淡红、苔白。

4. 阴虚质

头晕耳鸣，两目干涩，咽干，失眠多梦，五心烦热，腰膝酸软，女子少经或闭经，舌红体瘦、少津或有裂纹。

5. 阳虚质

畏寒喜暖，少腹、腰膝冷痛，食少便溏，完谷不化，下肢浮肿，舌质淡胖。

6. 血瘀质

胁肋刺痛，痛处固定而拒按，入夜更甚，或面色晦暗，舌质紫黯。

四、中医常用药物干预

（一）辨证施治

主要病机为正虚邪恋、虚实夹杂、气血脏腑功能失调。基本治法为益气养阴、清热解毒、健脾补肾。

1. 辨证选择口服中药汤剂

（1）湿热蕴结证

临床表现：右胁胀痛，脘腹满闷，恶心厌油，身目黄或正常，小便黄赤，大便黏滞、臭秽，舌苔黄腻，脉弦滑数。

治法：清热、利湿、解毒。

方药：茵陈蒿汤合甘露消毒丹加减。

（2）肝郁气滞证

临床表现：两胁胀痛，甚则连及胸肩背，且情志激惹则痛甚，胸闷，纳差，善太息，得嗳气稍舒，大便不调，小便黄，舌质红、舌苔薄白，脉弦。

治法：疏肝、解郁、理气。

方药：柴胡疏肝散加减。

（3）肝郁脾虚证

临床表现：胁肋胀满，精神抑郁或性情急躁，面色萎黄，大便溏薄，纳食减少，口淡乏味，脘腹痞胀，舌质淡红、苔白，脉沉弦。

治法：疏肝解郁，健脾和中。

方药：逍遥散加减。

（4）肝肾阴虚证

临床表现：头晕耳鸣，两目干涩，咽干，失眠多梦，五心烦热，腰膝酸软，女子少经或闭经，舌红体瘦、少津或有裂纹，脉细数。

治法：养血柔肝，滋阴补肾。

方药：一贯煎加减。

（5）脾肾阳虚证

临床表现：畏寒喜暖，少腹、腰膝冷痛，食少便溏，完谷不化，下肢浮肿，舌质淡胖，脉沉细或迟。

治法：温补脾肾。

方药：附子理中汤合金匮肾气丸加减。

（6）瘀血阻络证

临床表现：胁肋刺痛，痛处固定而拒按，入夜更甚，或面色晦暗，舌质紫黯，脉沉弦或涩。

治法：活血化瘀，通络散结。

方药：膈下逐瘀汤加减。

2. 中成药

清热利湿解毒类：消炎利胆片、胆舒胶囊等。

疏肝解郁健脾类：逍遥丸、丹栀逍遥丸等。

滋补肝肾类：六味地黄丸、肾气丸等。

活血化瘀类：扶正解毒合剂（院内制剂）、复方鳖甲软肝片等。

（二）中医特色疗法

（1）中药超声导入。

（2）中药穴位敷贴。

（3）灸法。

五、饮食药膳

饮食宜清淡，以营养丰富、易消化饮食为主。忌饮酒、生冷、油腻、辛辣刺激性食物。

1. 果仁粳米粥

将桃仁、白果仁和甜杏仁各 10 克研成细末，与粳米 50 克放在锅里同煮，大火煮开后打入鸡蛋，用小火熬成粥，最后放入白糖搅拌均匀，每天早晨服用 1 次。

此方具有润肠通便及活血化瘀的功效，适合慢性肝病患者。

2. 红枣猪皮羹

将 500 克猪皮处理干净，切成块，和 100 克干红枣一起放入锅中，加适量水，小火慢炖至烂熟，放入冰糖搅拌均匀。此方适合肝病所引起的血虚，防止血小板减少所引起的出血。

3. 山药红枣泥

将 500 克山药煮熟、去皮、压制成泥，制作成饼状，放入青梅、红枣、桃仁及山楂同煮 10 分钟，放入蜂蜜适量，即可食用。此方适合脾胃虚弱及全身无力的肝病患者，山药具有补脾益肾的功效，桃仁能够润燥健脑，红枣可以补气养血。

4. 橘子皮山楂饮

将适量的橘子皮和山楂清洗干净，放在锅里煎煮，去渣取汁，放入蜂蜜搅拌均匀即可，每天坚持喝一杯，适合消化不良及气滞血瘀的肝病患者，具有健脾消食及活血化瘀的功效。

5. 菊花银耳粥

将 10 克银耳、10 克菊花和 60 克粳米一起放入锅中，加水适量煮成粥，后放入蜂蜜搅拌均匀，每天早晚各服用 1 次，此方适合肝脏失调所引起的眼睛干涩及头晕眼花，具有滋阴安神和养肝明目的功效。

6. 黄芪红枣百合汤

将 30 克黄芪、10 克红枣和 20 克百合放入锅里，加水同煮，水开后放凉饮用。黄芪具有补气的功效，红枣能够健脾胃及补气血，百合具有滋阴养肺的功效，三者相结合适合全身无力、身体怕冷和皮肤干燥的肝病患者。

六、起居情志预防

起居有时，寒温适度，劳逸得当，生活有节。忌生冷油腻、肥甘厚味。注意保暖。

七、预后康复

应针对胁痛的不同病因予以预防。应注意保持情绪稳定及心情愉快，减少不良精神刺激，如过怒、过悲及过度紧张等；注意饮食清淡、卫生，切忌过度饮酒或嗜食辛辣肥甘，以防湿热内生、脾失健运，从而影响肝胆疏泄功能。通过安慰、鼓励等方式振奋患者精神、稳定患者情绪，有助于缓解和消除躯体疼痛感，减少因疼痛所带来的情绪波动，且注意劳逸结合，起居有常，顺应四时变化。对于脾虚湿热内蕴的胁痛患者，饮食调护更为重要。可适当参加体育活动，如散步、打太极拳等，有利于气血运行，恢复正气。

第十三节 泄泻

一、简介概况

泄泻是以排便次数增多、粪便稀溏，甚至泻如水样为主要表现的病证。古代将大便溏薄而势缓者称为泄，大便清稀如水而势急者称为泻，现统称泄泻。西医学的器质性疾病如急性肠炎、炎症性肠病、吸收不良综合征、肠道肿瘤、肠结核等，功能性疾病如肠易激综合征、功能性腹泻等，以泄泻为主症的疾病均属本病范畴。

二、中医病因病机

本病的发病机制主要为感受外邪，饮食所伤，情志不调，禀赋不足及年老体弱、大病久病之后脏腑虚弱。

1. 感受外邪

外感寒、湿、暑、热之邪伤及脾胃，使脾胃升降失司，脾不升清；或直接损伤脾胃，导致脾失健运，水湿不化，引起泄泻。因湿邪易困脾土，以湿邪最为多见，故有"湿多成五泄""无湿不成泻"之说。如清代沈金鳌《杂病源流犀烛·泄泻源流》云："是泄虽有风、寒、热、虚之不同，要未有不源于湿者也。"

2. 饮食所伤

饮食不洁，使脾胃受伤；或饮食不节，暴饮暴食或恣食生冷、辛辣、肥甘，脾失健运，脾不升清，小肠清浊不分，大肠传导失司，发生泄泻。如明代张介宾《景岳全书·泄泻》曰："若饮食失节，起居不时，以致脾胃受伤，则水反为湿，谷反为滞，精华之气不能输化，乃致合污下降而泻痢作矣。"

3. 情志失调

抑郁恼怒，易致肝失调达、肝气郁结、横逆克脾，或忧思伤脾，均可致脾失健运、水湿不化，发生泄泻。如明代张介宾《景岳全书·泄泻》曰："凡遇怒气便作泄泻者，必先以怒时夹食，致伤脾胃。"长期忧思伤脾，脾失健运，清阳不升，水谷不化，也可引发本病。

4. 禀赋不足、病后体虚

年老体弱，脏腑虚弱，脾肾亏虚；或大病久病之后，脾胃受损，肾气亏虚；或先天禀赋不足，脾胃虚弱，肾阳不足，均可导致脾胃虚弱或命门火衰。脾胃虚弱，不能腐熟水谷、运化水湿，积谷为滞，湿滞内生，清浊不分，混杂而下，遂成泄泻。如明代张介宾《景岳全书·泄泻》曰："泄泻之本，无不由于脾胃。"命门火衰则脾失温煦，运化失职，水谷不化，湿浊内生，遂成久泻，甚则五更泻。如明代张介宾《景岳全书·泄泻》曰："肾为胃关，开窍于二阴，所以二便之开闭，皆肾脏之所主，今肾中阳气不足，则命门火衰，而阴寒独盛，故于子丑五更之后，当阳气未复，阴气盛极之时，即令人洞泄不止也。"

泄泻基本病机为脾虚湿盛，脾失健运，水湿不化，肠道清浊不分，传化失司。同时与肝、肾相关。明代李中梓《医宗必读·泄泻》有"无湿不成泻"之说。

泄泻病性有虚实之分，实证多因湿盛伤脾，或饮食伤脾，暴泻以实证为主。虚证见于劳倦内伤、大病久病之后；或他脏及脾，如肝木克脾；或肾阳亏虚，不能温煦脾脏，久泻以虚证为主。急性泄泻，经及时治疗，可在短期内痊愈。一些急性泄泻因失治或误治，迁延日久，可由实转虚，转为久泻。

三、体质特点

1. 寒湿内盛质

临床表现：泄泻清稀，甚则如水样，脘闷食少，腹痛肠鸣，或兼恶寒、发热、头痛、肢体酸痛，舌苔白或白腻。

2. 湿热中阻质

临床表现：泄泻腹痛，泻下急迫，或泻而不爽，粪色黄褐臭秽，肛门灼热，烦热口渴，小便短黄，舌质红、苔黄腻。

3. 食滞肠胃质

临床表现：腹痛肠鸣，泻下粪便臭如败卵，泻后痛减，脘腹胀满，嗳腐酸臭，不思饮食，舌苔垢浊或厚腻。

4. 肝气乘脾质

临床表现：平素心情抑郁，或急躁易怒，每因抑郁恼怒，或情绪紧张而发泄泻，伴有胸胁胀闷、嗳气食少、腹痛攻窜、肠鸣矢气，舌淡红。

5. 脾胃虚弱质

临床表现：大便时溏时泄，迁延反复，稍进油腻食物，则大便溏稀、次数增加，或完谷不化，伴食少纳呆、脘闷不舒、面色萎黄、倦怠乏力，舌质淡、苔白。

6. 肾阳虚衰质

临床表现：黎明前腹部作痛，肠鸣即泻，泻后痛减，完谷不化，腹部喜暖喜按，形寒肢冷，腰膝酸软，舌淡苔白。

四、中医常用药物干预

（一）暴泻

1. 寒湿内盛证

临床表现：泄泻清稀，甚则如水样，脘闷食少，腹痛肠鸣，或兼恶寒、发热、头痛、肢体酸痛，舌苔白或白腻，脉濡缓。

治法：芳香化湿，解表散寒。

方药：藿香正气散。

2. 湿热中阻证

临床表现：泄泻腹痛，泻下急迫，或泻而不爽，粪色黄褐臭秽，肛门灼热，烦热口渴，小便短黄，舌质红、苔黄腻，脉滑数或濡数。

治法：清热燥湿，分消止泻。

方药：葛根芩连汤。

3. 食滞肠胃证

临床表现：腹痛肠鸣，泻下粪便臭如败卵，泻后痛减，脘腹胀满，嗳腐酸臭，不思饮食，舌苔垢浊或厚腻，脉滑。

治法：消食导滞，和中止泻。

方药：保和丸。

（二）久泻

1. 肝气乘脾证

临床表现：平时心情抑郁，或急躁易怒，每因抑郁恼怒，或情绪紧张而发泄泻，伴有胸胁胀闷、嗳气食少、腹痛攻窜、肠鸣矢气，舌淡红，脉弦。

治法：抑肝扶脾。

方药：痛泻要方。

2. 脾胃虚弱证

临床表现：大便时溏时泄，迁延反复，稍进油腻食物，则大便溏稀、次数增加，或完谷不化，伴食少纳呆、脘闷不舒、面色萎黄、倦怠乏力，舌质淡、苔白，脉细弱。

治法：健脾益气，化湿止泻。

方药：参苓白术散。

3. 肾阳虚衰证

临床表现：黎明前腹部作痛，肠鸣即泻，泻后痛减，完谷不化，腹部喜暖喜按，形寒肢冷，腰膝酸软，舌淡苔白，脉沉细。

治法：温肾健脾，固涩止泻。

方药：附子理中丸合四神丸。

五、饮食药膳

1. 鲫鱼羹

荜茇 10 克，缩砂仁 10 克，陈皮 10 克，大鲫鱼 1000 克，大蒜 2 头，胡椒 10 克，葱、食盐、酱油、泡辣椒、菜油各适量。将鲫鱼去鳞、鳃和内脏，洗净；在鲫鱼腹内装入陈皮、缩砂仁、荜茇、大蒜、胡椒、泡辣椒、葱、食盐、酱油。在锅内放入菜油烧开，将鲫鱼放入锅内煎熟，再加入水适量，炖煮成羹即成。空腹食之。本方有醒脾暖胃之功，适用于脾胃虚寒之慢性腹泻、慢性痢疾等症。

2. 蜜饯山楂

生山楂 500 克，蜂蜜 250 克。将生山楂洗净，去果柄、果核，放在铝锅内，加水适量，煎煮至七成熟，水将耗干时加入蜂蜜，再以小火煮熟收汁即可。待冷，放入瓶罐中储存备用。每日3次，每次15～30克。本方有开胃、消食、活血化瘀之功，适用于冠心病及肉食不消的腹泻。

3. 益脾饼

白术30克，干姜6克，红枣250克，鸡内金15克，面粉500克，菜油、食盐各适量。将白术、干姜用纱布包成药包扎紧，放入锅内，下红枣，加水适量，先用大火烧沸，后用小火熬煮1小时左右，除去药包和红枣的核，将枣肉搅拌成枣泥待用。将鸡内金粉碎成细末，与面粉混合均匀，再倒入枣泥，加食盐、水适量，和成面团。将面团分成若干小团，擀成薄饼，在锅内放入菜油，用小火烙熟即成。本方有健脾益气、开胃消食之功，适用于食欲不振、食后胃痛、慢性腹泻、慢性胃肠病等。

4. 姜糖饮

鲜姜15克或干姜6克，红糖30克。姜打碎或切细，加入红糖，用开水冲1碗温服。每日1～2次，泻止为度。本方有温中祛寒、解痛止泻之功，适于腹部受寒或过食生冷而致大便溏泄、臭味不堪、腹痛喜温的寒泻者。

5. 马齿苋汤

鲜马齿苋250克（或干品60克），洗净，水煎，分数次饮服。每日1剂，连饮3～7天。本方有清热祛湿、解毒止泻的作用，适于肠道感染所致的发热、腹痛、口渴、腹泻等。

6. 藿香粥

干藿香15克，粳米30克。藿香研细末，粳米淘净，加水烧至米粒开花时调入藿香末，小火煮成稀粥。每日1剂，调味分次服食，连食3天。本方有健脾化湿之功，适于轻度急性肠炎腹痛、腹泻者及中度肠炎腹泻已减轻者。

7. 韭菜汁

连根韭菜适量。洗净，绞取汁。每次30毫升，每日2次，开水冲服，连服2～3天。本方有抑菌解毒、温中行气之功，适于畏寒、口不渴、苔白腻属寒湿内盛而腹痛较著、腹泻较轻的急性肠炎者。

8. 扁豆山药羹

炒扁豆、淮山药各60克，糖适量。上二味洗净，加水适量，煮成羹状，加适量糖服食。每日1剂，连食数日，直至病愈。本方有健脾益气、化湿止泻之功，适于暑天脾胃虚弱、食欲不振、时时腹泻者；也可用于急性肠道感染恢复期，纳少乏力、时有便溏者。

六、起居情志预防

避风寒，慎起居，节饮食，调情志。忌生冷油腻、肥甘厚味。注意保暖。

七、预后康复

暴泻者要减少饮食，可给予米粥以养护胃气。若虚寒腹泻，可予姜汤饮之，以振奋脾阳、调和胃气。如泄泻严重，甚至一日10余次，应及时就医，防止发生厥脱重症。暴泻停止后也要注意清淡饮食，调养脾胃至少1周时间。久泻者尤应注意平素避风寒，勿食生冷食物。脾胃素虚者可用药食同源的食疗方以健脾补气，如将山药、薏苡仁、莲子、扁豆、芡实、大枣等熬粥，日常服用以调理脾胃；亦可艾灸或隔姜灸足三里、神阙等穴位，以温中健脾。

第十四节　脘痞

一、简介概况

脘痞，又称胃痞、痞满，是指以自觉心下痞塞、触之无形、按之柔软、压之无痛为主要症状的病证。临床主要表现为上腹胀满不舒，如延及中下腹部则称为脘腹胀满。西医学的慢性胃炎、胃下垂和功能性消化不良等属于本病范畴。

二、中医病因病机

本病的发生主要因感受外邪、内伤饮食、情志失调、体虚久病等，引起营卫不和、气机不畅，或食滞内停、痰湿中阻，或肝郁气滞、横逆犯脾，或运化无力、气机呆滞，进而导致脾胃纳运失职，清阳不升，浊阴不降，升降失司，发为胃痞。

1. 感受外邪

外感寒邪，卫行不畅，气滞于内，或误下伤中，邪气乘虚内陷，结于胃脘，阻塞中焦气机，升降失司，遂成痞满。如《伤寒论·辨太阳病脉证并治下》云："脉浮而紧，而复下之，紧反入里，则作痞，按之自濡，但气痞耳。""伤寒大下后，复发汗，心下痞。"

2. 内伤饮食

饮食不节，恣足口欲，纵享冷饮生鲜，嗜食肥甘厚味，贪饮酒浆醪醴，越脾胃运化之权，饮食化积，痰湿内生，气机被阻，而生痞满。《兰室秘藏·中满腹胀门》曰："或多食寒凉及脾胃久虚之人，胃中寒则胀满，或脏寒生满病。"又曰："亦有膏粱之人，湿热郁于内而成胀满者。"又如《赤水玄珠全集·痞气门》云："至于酒积杂病，下之太过，亦作痞。"

3. 情志失调

抑郁恼怒，情志不遂，肝气郁滞，失于疏泄，横逆乘脾犯胃，脾胃升降失常；或忧思伤脾，脾气受损，运化不利，胃腑失和，气机不畅，发为痞满。如《景岳全书·痞满》言："怒气暴伤，肝气未平而痞。"《诸病源候论》云："由忧恚气积，或坠堕内损所致。"

4. 体虚久病

先天禀赋不足，素体脾胃气虚，中焦升降无力；或气虚日久渐至阳虚，寒邪伤中，中焦失于温运；或痰湿之邪、肝气郁滞、日久化火伤阴，阴津伤则胃失濡养，受纳腐熟无权，而成虚痞。《普济方·虚劳心腹痞满》云："夫虚劳之人，气弱血虚，荣卫不足，复为寒邪所乘，食饮入胃，不能传化，停积于内，故中气痞塞，胃胀不通，使心腹痞满也。"

胃痞的主要病机，概括起来包括外邪、积滞、痰湿、气滞、体虚，既可单独出现，又可相兼为患，致使邪气困阻、脾不升清、胃不降浊、中焦气机壅滞，发为胃痞，即《素问·阴阳应象大论》云："浊气在上，则生䐜胀。"外邪误治，入里伤中；湿邪困脾，暑湿交阻；饮食化积，气滞不行，兼生痰湿，困阻中焦，升降失职，发为胃痞。此外，久病愈后，或禀赋不足，脾胃虚弱，不耐邪扰，气虚运化无力，饮食不消，滞于中焦，而发胃痞。甚则阳虚自寒，触冷即作；阴虚则胃失和降，虚火上扰，浊气不降，壅滞中焦，而致胃痞。临床上虚实兼夹、寒热错杂更为多见。

三、体质特点

1. 痰湿质

脘腹痞塞不舒，胸膈满闷，头晕目眩，身重困倦，呕恶纳呆，口淡不渴，小便不利，舌苔白厚腻。

2. 气郁质

脘腹痞闷，胸胁胀满，心烦易怒，善太息，呕恶嗳气，或吐苦水，大便不爽，舌淡红、苔薄白。

3. 脾胃虚弱质

脘腹满闷，时轻时重，喜按，纳呆便溏，神疲乏力，少气懒言，语声低微，喜温喜暖，舌质淡、苔薄白。

4. 胃阴不足质

脘腹痞闷，嘈杂，饥不欲食，恶心嗳气，口燥咽干，大便秘结，舌红少苔。

四、中医常用药物干预

1. 外寒内滞证

临床表现：脘腹痞闷，不思饮食，嗳气呕恶，恶寒发热，头痛无汗，身体疼痛，大便溏薄，舌苔薄白或白腻，脉浮紧或濡。

治法：理气和中，疏风散寒。

方药：香苏散。

2. 饮食内停证

临床表现：脘腹痞胀，进食尤甚，嗳腐吞酸，恶食呕吐，或大便不调，矢气频作，臭如败卵，舌苔厚腻，脉滑。

治法：消食和胃，行气消痞。

方药：保和丸。

3. 痰湿中阻证

临床表现：脘腹痞塞不舒，胸膈满闷，头晕目眩，身重困倦，呕恶纳呆，口淡不渴，小便不利，舌苔白厚腻，脉沉滑。

治法：燥湿健脾，化痰理气。

方药：二陈平胃散。

4. 寒热错杂证

临床表现：心下痞满，纳呆呕恶，嗳气不舒，肠鸣下利，舌淡苔腻，脉濡或滑。

治法：辛开苦降，寒热平调。

方药：半夏泻心汤。

5. 肝郁气滞证

临床表现：脘腹痞闷，胸胁胀满，心烦易怒，善太息，呕恶嗳气，或吐苦水，大便不爽，舌淡红、苔薄白，脉弦。

治法：疏肝解郁，和胃消痞。

方药：越鞠丸合枳术丸。

6. 脾胃虚弱证

临床表现：脘腹满闷，时轻时重，喜温喜按，纳呆便溏，神疲乏力，少气懒言，语声低微，舌质淡、苔薄白，脉细弱。

治法：补气健脾，升清降浊。

方药：补中益气汤。

7. 胃阴不足证

临床表现：脘腹痞闷，嘈杂，饥不欲食，恶心嗳气，口燥咽干，大便秘结，舌红少苔，脉细数。

治法：养阴益胃，调中消痞。

方药：益胃汤。

护理可结合针灸、推拿，选取脾经、胃经、肝经等经络相关穴位，施以针刺、艾灸、穴位贴敷、烤灯等治疗，以及在耳部行耳穴压豆，或在不同的穴位、部位施以按、揉、推等推拿手法。

五、饮食药膳

饮食上注意不能暴饮暴食、嗜食辛辣生冷和醇酒厚味。

1. 山药莲子粥

山药 10 克，莲子 10 克，薏苡仁 30 克，大枣 10 枚，大米 100 克。煮粥食用。

2. 扁豆薏米粥

薏苡仁 50 克，白扁豆 30 克，大米 50 克。煮粥食用。

3. 山楂枣茶

山楂 10 克，炒麦芽 10 克，白术 5 克，大枣 10 枚。水煎，代茶饮。

4 山药大枣粥

茯苓 20 克，大枣 10 克，山药 20 克，粳米 50 克，红糖适量。大枣去核，与茯苓、山药、粳米同煮成粥，加适量红糖调味即可。分 3 次佐餐食用。用于脾胃气虚、食少便溏、体倦乏力者，可经常食用。

六、起居情志预防

情绪上尽量保持心平气和，注意调畅情志，减少暴怒忧思；日常生活要慎起居，适寒温，防六淫，适当锻炼，增强体质。对于已患病者，除注意上述几点外，用药上不宜过用苦寒之品，以防克伤脾胃之阳；虚弱者不要一味温补，应配合理气之药，使补而不滞，以防滋腻碍胃，加重胃痞，或生他变。

七、预后康复

本病容易迁延反复，若能注意饮食、情志、起居的调摄，适当进行体育锻炼，病后积极治疗，一般预后较好。

第十五节　失眠

一、简介概况

失眠亦称不寐，指以经常不能获得正常睡眠为特征的一种病证。病情轻重不一，轻者入睡困难，或寐而易醒，时寐时醒，甚至醒后不能再睡，重则彻夜不眠。

《黄帝内经》中有关于"不得卧""目不瞑"的论述，认为本病病机为阳盛阴亏，提出补其不足、泻其有余的治法。《景岳全书·不寐》将不寐病机概括为有邪和无邪两种类型，并归纳总结了不寐的病因病机及辨证施治方法。《医宗必读》指出不寐的病因有气虚、阴虚、水停、胃不和和痰滞五种，并根据病因的不同采用不同的治法。《症因脉治·不得卧》详细描述了心血虚与心气虚所致不得卧的症因脉治。

西医学的神经官能症、心脏神经症、更年期综合征及贫血、肝炎、动脉硬化症等以不寐为主要临床表现者，均可参考本节内容辨证论治。

二、中医病因病机

1.情志失调，心神不安

喜、怒、忧、思、悲、恐、惊等情志过极均能导致失眠。其中与心、肝、脾三脏关系最为密切。心主血、藏神；肝藏血，血舍魂；脾藏意、主思，三脏功能失常，最易诱发失眠。情志不遂，暴怒伤肝，肝气郁结，肝郁化火，魂不能藏，火热上扰心神，魂不守舍而不寐。喜笑无度，心神激动，心火独灼，扰动神明而见心烦不寐；心火灼伤阴津则见口舌生疮；心火下移膀胱，可见小便短赤。思虑过度，思则气结，气机不畅，导致脾胃运化功能失常，气血生化不足，无以养心安神。

2. 饮食不节，脾胃不和

《素问·逆调论》云："胃不和则卧不安。"饮食失调，暴饮暴食，损伤脾胃运化功能致宿食停滞，影响胃气升降之职，胃气失和，阳浮越于外，以致睡卧不安。

3. 肝胆郁热，痰火上扰

肝胆之经有痰热内郁，痰火内盛，上扰心神，而致心烦、失眠，如《景岳全书·不寐》云："痰火扰乱，心神不宁，思虑过伤，火炽痰郁，而致不眠者多矣。"《血证论·卧寐》中有"肝经有痰，扰其魂而不得寐者……"。

4. 心虚胆怯，神不守舍

心气虚则神失所养、心神不安；胆气虚，十一脏皆受其影响，尤以心为甚，心神不宁而不寐。《沈氏尊生书·不寐》云："心胆惧怯，触事易惊……虚烦不眠。"心气虚可见心神不安，终日惕惕，虚烦不眠，心悸，气短，自汗；胆气虚则遇事易惊，多梦易醒。

5. 久病体弱，精血亏虚

先天禀赋不足，房劳过度而致肾阴耗伤，肾水不足，不能上济于心阴，而致心阳独亢，阳不交阴；或久病、妇女崩漏日久、产后失血，气血亏虚而致心血不足，不能上奉于心而致心神失养。《景岳全书·不寐》云："无邪而不寐者，必营气之不足也。营主血，血虚则无以养心，心虚则神不守舍。"亦云：

"其阴精血之不足，阴阳不交，而神有不安其室耳。"

导致不寐的病因很多，病位主要在心，与肝、脾、肾密切相关。其病机不外心、胆、脾、肾脏腑功能失调，阴阳气血失和，以致心神失养或心神被扰。不寐病机有虚、实之分。实证由肝郁化火、痰热内扰、阳盛不得入于阴而致；虚证多由心脾两虚、心虚胆怯、心肾不交、水火不济、心神失养、阴虚不能纳阳而发。但失眠久病可出现虚实夹杂，实火、湿、痰等病邪与气血阴阳亏虚互相联系、相互转化，临床以虚证多见。

三、体质特点

1. 气虚质

主要表现特点：形体偏胖，肌肉松软不实，常见声低懒言，舌胖大、舌边有齿痕。易患感冒，病后不易康复；易患脏器下垂；易出虚汗；对环境适应能力一般，胆小不喜冒险。

该类型体质多为脾气虚、心气虚、胆气虚之人。脾虚生化乏源，不能奉养心神，日久心脾两虚、神舍不安可致以多梦易醒、醒后难再入睡、心悸健忘、疲乏等为主症的心脾两虚型失眠，以及以心悸胆怯、睡后易惊醒等为主症的心胆气虚型失眠。

2. 阳虚质

主要表现特点：形体偏胖形或其他体形，而肌肉松软不实，怕冷，手脚发凉，较一般人耐寒能力差，怕吃寒凉饮食，舌淡胖嫩、舌润。

这一类体质者所患失眠，其病机多为心阳虚衰、心神浮越，或心肾阳虚，致心肾不交。主要表现为经常彻夜失眠，难以入睡或多梦易醒，伴健忘、头晕头昏、耳鸣、神疲乏力、心悸怔忡、便稀或结、四肢发凉、精神萎靡等。

3. 阴虚质

主要表现特点：形体偏瘦，手脚心热，容易便秘，两颧发红，常感到口干，舌红、少津等。

这一类体质者所患失眠，以心烦难以入眠，或入眠不深，多梦易惊醒为特点，并常伴随有盗汗、口干、腰膝酸软等症。

4. 痰湿质

主要表现特点：多肥胖而肌肉松软，头面部油脂分泌多，口黏，平素痰多，舌苔厚腻。

这一类体质者所患失眠，其病变机制多为脾虚痰盛、痰湿阻络、血脉瘀滞、营卫之气运行失常，或痰浊扰心。其失眠症状特点为入睡困难，常伴头晕而重，昏蒙不爽，记忆力下降，胸闷不舒等。

5. 湿热质

主要表现特点：面部或鼻部油腻，易生痤疮，口苦、有异味，大便不爽，男性阴囊潮湿，女性带下发黄，舌质红、苔黄腻等。

这一类体质者所患失眠，可见烦躁易怒不得眠，头晕目赤，口苦口干等。

6. 血瘀质

主要表现特点：皮肤常在不知不觉中出现乌青或青紫瘀斑，面色晦暗，皮肤粗糙，唇色偏暗，舌暗淡、有瘀斑等。多见于瘀血内阻之人，血失其和不能养神，容易导致血瘀失眠。若瘀而化火、上扰心神也可导致失眠，如女性闭经后的狂躁失眠等。

7. 气郁质

主要表现特点：情绪低落，容易紧张焦虑，多愁善感，容易受到惊吓，胁肋部胀痛，无故叹气等。多见于肝郁胆虚之人，肝气郁结、郁而化火，容易发生肝郁化火型失眠。

四、中医常用药物干预

治疗当以补虚泻实、调整脏腑阴阳为原则。实证泻其有余，如疏肝泻火、清化痰热、消导和中；虚证补其不足，如益气养血、健脾补肝益肾。在此基础上安神定志，如养血安神、镇惊安神、清心安神。

1. 肝火扰心证

临床表现：不寐多梦，甚则彻夜不眠，急躁易怒，伴头晕头胀，目赤耳鸣，口干而苦，不思饮食，便秘溲赤，舌红苔黄，脉弦而数。

治法：疏肝泻火，镇心安神。

方药：龙胆泻肝汤加减（龙胆草、黄芩、栀子清肝泻火；泽泻、车前子清利湿热；当归、生地黄滋阴养血；柴胡疏畅肝胆之气；甘草和中；生龙骨、生牡蛎、磁石镇心安神）。胸闷胁胀、善太息者，加香附、郁金、佛手、绿萼梅以疏肝解郁。

2. 痰热扰心证

临床表现：心烦不寐，胸闷脘痞，泛恶嗳气，伴口苦、头重、目眩，舌偏红、苔黄腻，脉滑数。

治法：清化痰热，和中安神。

方药：黄连温胆汤加减（半夏、陈皮、茯苓、枳实健脾化痰，理气和胃；黄连、竹茹清心降火化痰；龙齿、珍珠母、磁石镇惊安神）。不寐伴胸闷嗳气，脘腹胀满，大便不爽，苔腻脉滑者，加用半夏秫米汤以和胃健脾降气、交通阴阳。

3. 心脾两虚证

临床表现：不易入睡，多梦易醒，心悸健忘，神疲食少，伴头晕目眩，四肢倦怠，腹胀便溏，面色少华，舌淡苔薄，脉细无力。

治法：补益心脾，养血安神。

方药：归脾汤加减 (人参、白术、甘草益气健脾；当归、黄芪补气生血；远志、酸枣仁、茯神、龙眼肉补心益脾安神；木香行气舒脾)。心血不足较甚者，加熟地黄、芍药、阿胶以养心血；不寐较重者，加五味子、夜交藤、合欢皮、柏子仁以养心安神，或加生龙骨、生牡蛎、琥珀末以镇静安神。

4. 心肾不交证

临床表现：心烦不寐，入睡困难，心悸多梦，伴头晕耳鸣，腰膝酸软，潮热盗汗，五心烦热，咽干少津，男子遗精，女子月经不调，舌红少苔，脉细数。

治法：滋阴降火，交通心肾。

方药：六味地黄丸合交泰丸加减 (熟地黄、山萸肉、山药滋补肝肾，填精益髓；泽泻、茯苓、牡丹皮健脾渗湿，清泄相火；黄连清心降火；肉桂引火归原)。心阴不足为主者，可用天王补心丹以滋阴养血，补心安神；心烦不寐，彻夜不眠者，加朱砂、磁石、龙骨、龙齿以重镇安神。

五、饮食药膳

1. 百合粥

鲜百合 30 克，糯米 50 克，冰糖适量。糯米煮粥，米将熟时加入百合煮至粥成，用冰糖调味。如无鲜百合可以用干百合 10 克代之，直接与米同煮为粥。每日 2 次，早晚温热服食。本方具有补中润肺、清心安神的功效。

2. 桑葚百合粥

鲜桑葚 100 克，鲜百合 50 克。将两味洗净，水煎服，每日 1 次。本方适合心肾不交、烦热不眠之证。脾胃虚寒泄泻者忌用本方。

3. 葱枣饮

大枣 20 枚，葱白 10 克。将大枣掰开，与葱白一起入锅，加水煎煮，15～20 分钟后取汤液。每晚 1 次，温热饮服。此方适用于心慌乏力、食少倦怠、烦闷不得眠。

4. 莲桂枣仁汤

桂圆 10 克，莲子 20 克，酸枣仁 5 克，大枣 10 枚，易汗出者加五味子 5 克，体质虚弱明显者加灵芝 10 克，虚烦不宁者加百合 10 克，脾虚明显者加山药 30 克，同煮汤服食。此方适宜心脾气血两虚之纳差乏力、失眠健忘者。

六、起居情志预防

中医讲究天人合一，重视人与自然和谐统一，最注重阴阳的协调平衡，所谓"阴平阳秘，精神乃至""圣人春夏养阳，秋冬养阴"。失眠患者应遵从时令变化重点调护。春夏，天地之气欣欣向荣，应鼓励患者多参加户外活动，以利阳气疏通；秋冬，阳气收敛，当宁静安逸，以使神气内收，可鼓励患者读书、绘画，使精神舒畅怡然。正如《灵枢·本神》所言："故智者之养生也，必顺四时而适寒暑，和喜怒而安居处，节阴阳而调刚柔。"

应积极开导患者，转移其情志，使其勿过于思虑某事而焦虑不安。因过思伤脾，因此若患者思虑过度，无法摆脱，也可用启发性语言帮助患者忆起以往令人愉悦的事情，转移其兴奋点，远离紧张焦虑，配合治疗。

七、预后康复

（1）按摩一组穴位：百会、太阳、风池、翳风、合谷、神门、内外关、足三里、三阴交、涌泉。按摩次数以失眠程度为准，失眠轻则少按摩几次，失眠重则多按摩几次。按摩后立即选一种舒适的睡姿，10分钟左右即可入睡。如果仍不能入睡，继续按摩一次即可入睡。

（2）每天早晨漱洗后，喝一杯温开水，对感冒、上火、大便干燥之类的疾病同样有效。

（3）枕头适宜用两个，两个的总高度不超过8厘米，且以上软下硬为宜。上边的软枕便于调整位置，下边的硬枕主要用于支撑高度。这样的枕头可使睡眠舒适，及快速消除疲劳。

（4）当晚上难以入睡时，可将一只脚的脚心放在另一只脚的大拇趾上，做来回摩擦的动作，直到脚心发热，再换另一只脚。这样交替进行，大脑的注意力就集中在脚部，时间久了，人也累了，有了困意，就想入睡。如长期坚持，还能起到保健作用。

第十六节　便秘

一、简介概况

便秘即大便不通畅，指排便间隔时间延长，或排便困难的病证。本证可见于类似于西医学的功能性便秘，同时可见于肠易激综合征、肠炎恢复期肠蠕动减弱、直肠及肛门疾患引起的便秘、药物性便秘、内分泌及代谢性疾病的便秘，以及肌力减退所致的排便困难等。

二、中医病因病机

中医认为引起便秘的原因很多，但主要由大肠积热，或气滞，或寒凝，或阴阳气血亏虚，使大肠的传导功能失常所致。

（1）素体阳气旺盛的人群，加上辛辣食品进食过多或饮酒过度；或是热病之后，余热未尽，津液丢失过多等，导致燥热内盛，移于大肠，使肠间干燥、宿垢滞留，发生便秘。

（2）忧思郁结，或久坐少动，气机失于疏畅，以致津液不行，肠失传导之职，形成便秘。

（3）病后、产后及年老体弱之人，气血亏虚，气虚则传送无力，血虚则肠失濡润，而致便秘。

（4）常食寒凉生冷，或过用苦寒药物，伤人体阳气；或是年老体弱，真阳不足，蒸化无能，肠失温润，以致浊阴凝结，引起便秘。正如《景岳全书·秘结》所说："凡下焦阳虚，则阳气不行，阳气不行，则不能传送，而阴凝于下。"

从五脏六腑的病机角度来看，便秘之病机，主要在于肺、脾、肾。肺与大肠相表里，肺热、肺燥移于大肠，导致大肠传导失常而成便秘；脾主运化，脾虚运化失常，糟粕内停，可形成便秘；肾主五液，司二便，肾津亏耗，则肠道干涩；肾阳不足，命门火衰则阴寒凝结，传导失常而形成便秘。

三、体质特点

从临床便秘人群的体质特点来看，目前最为常见的便秘人群体质多为气虚质、血虚质、阴虚质、气阴两虚质、气郁质、湿热质等。

便秘人群常见体质的辨别特点如下。

（1）气虚质者多肌肉松软，语声低弱，气短懒言，易出汗，体力劳动稍强就容易累，便秘时间较长，病情缠绵，大便一般偏软，或是不成形，常伴有肛门下坠、痔疮等情况。

（2）气郁质者多形体偏瘦，常感闷闷不乐，情绪低沉，容易紧张，焦虑不安，多愁善感，易失眠多梦，胸胁胀闷，善叹气，乳房胀，咽有异物感，容易受精神刺激，大便一般偏软，或偏干燥，或前干后稀，伴有腹胀、腹部隐痛等。

（3）湿热质者易生粉刺、痤疮，口苦、口中有异味，小便发热，多黄赤，女性白带色黄，男性阴囊潮湿多汗，性格急躁易怒，对又热又潮的气候较难适应，大便一般黏滞不爽，伴有肛门灼热不适等。

（4）阴虚质者多形体偏瘦，手足心易发热，脸上时有烘热感，面颊潮红，口干舌燥，眼睛干涩，性情急躁，失眠多梦，舌红少苔、或花剥苔，大便一般干结，干燥如羊粪，呈颗粒状。

（5）血虚质者一般面色萎黄苍白，头晕乏力，眼花心悸，失眠多梦，妇女经量少、色淡，大便干燥，不易排出。

（6）气阴两虚质者为既有气虚又有阴虚，主要表现有头晕、乏力、胸闷气短、经常自汗盗汗、口渴咽干、舌淡少苔、大便干燥或无力排出。

四、中医常用药物干预

1. 实秘

（1）热秘

临床表现：大便干结，腹胀腹痛，口干口臭，面红心烦，或有身热，小便短赤，舌红、苔黄燥，脉滑数等。

治法：泄热导滞，润肠通便。

方药：麻子仁丸（《伤寒论》，火麻仁、枳实、厚朴、大黄、杏仁、芍药、郁李仁、生地黄、槟榔）。

中成药：清火退热口服液（院内制剂）。

（2）气秘

临床表现：大便干结，或不甚干结，欲便而不爽，伴有肠鸣矢气，腹中胀痛，嗳气频作，纳食减少，胸胁痞满，苔薄腻，脉弦或弦数。

治法：顺气导滞。

方药：六磨汤（《证治准绳》，沉香、木香、槟榔、乌药、枳实、大黄、厚朴、火麻仁）。

中成药：降脂轻身茶（院内制剂），或加味逍遥丸。

2. 虚秘

（1）气虚便秘

临床表现：大便并不干硬，虽有便意，但排便困难，用力努挣则汗出短气，便后乏力，面白神疲，肢倦懒言，舌淡、苔白，脉弱。

治法：益气润肠通便。

方药：黄芪汤（《金匮翼》，黄芪、陈皮、火麻仁、白蜜、党参、白术、枳实）。

中成药：补中益气丸等。

（2）血虚便秘

临床表现：大便干结，伴有面白无华，头晕目眩，心悸气短，健忘，口唇色淡，舌淡、苔白，脉细。

治法：养血润燥。

方药：润肠丸（《沈氏尊生书》，当归、生地黄、火麻仁、桃仁、枳壳、何首乌、郁李仁、北杏仁、厚朴、槟榔）。

中成药：麻仁丸。

（3）阴虚便秘

临床表现：大便干结如羊屎状，形体消瘦，头晕耳鸣，腰膝酸软，颊热、两颧红赤，心烦少眠，潮热盗汗，舌红、少苔，脉细数。

治法：滋阴通便。

方药：增液汤（《温病条辨》，玄参、麦冬、生地黄、沙参、当归、火麻仁、郁李仁、北杏仁、厚朴、槟榔）。

中成药：知柏地黄丸或大补阴丸。

（4）气阴两虚便秘

临床表现：大便干燥，或无力排出，伴有头晕、乏力、胸闷气短，经常自汗盗汗，口渴咽干，舌淡少苔，脉细数。

治法：益气养阴通便。

方药：黄芪参脉饮合增液汤（黄芪、麦冬、五味子、生白术、玄参、生地黄、当归、火麻仁、厚朴、槟榔）。

中成药：麻仁丸。

五、饮食药膳

1. 牛奶粳米粥

牛奶 250 克，粳米 100 克，白糖适量。先将粳米煮粥，粥成再加入牛奶及白糖调匀，略煮沸后可食。用于气虚便秘。

2. 当归首乌红枣粥

当归、首乌各 20～30 克，粳米 100 克，红枣 10 枚，冰糖适量。先将当归、首乌用纱布包裹，入水与粳米、红枣一起煮粥，待粥成后取出纱布包，再入冰糖，待冰糖溶化后即可食服。用于血虚便秘。

3. 百合山药粥

百合、山药各 100 克，粳米 100 克，蜂蜜、白糖各适量。上三味一起煮成粥，加入适量蜂蜜、白糖食之。可用于气阴两虚便秘。

4. 决明子茶

取草决明 20 克，打碎，开水泡服。以茶代煎，频频饮服。每日一换。用于火热体质的便秘。

5. 红薯粥

红薯 500 克，洗净、连皮切成小块，与粳米 250 克及水适量煮粥，待粥成时，加适量白糖再煮片刻即可。

6. 柏子仁粥

柏子仁 15 克，去皮捣烂，加粳米 100 克，放水适量煮粥。

待粥成后，加入适量蜂蜜即可。对老年人及体弱便秘者较为适宜。

7. 白术莱菔子粥

白术、莱菔子各15克，尽量捣碎，用纱布包裹，加粳米100克及水适量煮粥。待粥成后，将纱布包拿出，仅食粥。亦可加入适量蜂蜜再稍煮沸后食用。对老年人及体弱便秘者较为适宜。尤对有气滞腹胀的便秘颇为适宜。

8. 胡萝卜冬瓜粥

熟胡萝卜、冬瓜各500克，粳米100克。上三味煮熟成粥，入少量食盐，分次服食。

9. 核桃芝麻蜂蜜糊

核桃仁、芝麻各20克，炒后研成细末，加蜂蜜30克，开水冲服或炖服。每日或隔日1次。

六、起居情志预防

便秘人群要养成按时起居的生活习惯，不要轻易改变生活规律，不管有无便意，每日都要按时排便，排便时要使劲，注意力要集中，排便时勿听音乐、看报纸杂志，要养成良好的排便习惯。久坐、长期卧床和少动者容易便秘，故应鼓励老年人适当做健身运动。

七、预后康复

1. 按摩腹部

平卧放松，从右下腹开始—向上—向左—再向下，按顺时针方向按摩腹部，即顺着升结肠—横结肠—降结肠—乙状结肠的顺序按摩，每次 20～30 分钟。

2. 收腹鼓腹运动

平卧时深吸气将腹部鼓起，呼气时缩腹，反复做 10 分钟左右。

3. 提肛运动

取平卧位或坐位时进行收缩肛门运动，即正常排便时的一收一放动作，以锻炼肛提肌的收缩力。

第十七节　遗精

一、简介概况

遗精是指以不因性活动而精液自行频繁泄出为主要特点的病证，常伴有头昏、精神萎靡、腰腿酸软、失眠等。其中，因梦而遗精的称为梦遗；无梦而遗精，甚至在清醒、无性刺激的情况下精液流出的称为滑精。

二、中医病因病机

本病由劳心太过、欲念不遂、饮食不节、恣情纵欲等所致。基本病机为肾气不固，或热扰精室，而致肾失封藏、精关不固。

1. 劳心太过

烦劳伤神，心阴耗损，心阳独亢，肾水亏虚，心肾不交，虚火妄动，扰动精室而遗精。《折肱漫录·遗精》云："梦遗之证……大半起于心肾不交。"或思虑太甚，损伤心脾，导致脾气下陷，心神失养，气不摄精，产生遗精。

2. 欲念不遂

少年气盛，情动于中，意淫于外；或心有恋慕，所欲不遂；或壮夫久旷，思慕色欲，阴精暗耗，皆令心动神摇，君相火旺，扰动精室而遗精。《金匮翼·梦遗滑精》云："动于心者，神摇于上，则精遗于下也。"

3. 恣情纵欲

房事不节；或少年无知，频繁手淫；或醉而入房，纵欲无度，日久肾精虚亏，水不制火，相火扰动精室，肾不固精乃成遗精。如《秘传证治要诀·遗精》言："有欲过度，滑泄不禁者。"

4. 饮食不节

嗜食醇酒厚味，损伤脾胃，湿浊内生，蕴而生热，湿热循经下注；或郁于肝胆，迫精下泄，均可致遗精。《张氏医通·遗精》谓："脾胃湿热之人，及饮食浓味太过，与酒客辈，痰火为殃，多致不梦而遗泄。"

三、体质特点

《素问·上古天真论》："女子七岁，肾气盛，齿更发长；二七而天癸至，任脉通，太冲脉盛，月事以时下，故有子；三七，肾气平均，故真牙生而长极；四七，筋骨坚，发长极，身体盛壮；五七，阳明脉衰，面始焦，发始堕；六七，三阳脉衰于上，面皆焦，发始白；七七，任脉虚，太冲脉衰少，天癸竭，地道不通，故形坏而无子也。丈夫八岁，肾气实，发长齿更；二八，肾气盛，天癸至，精气溢泻，阴阳和，故能有子；三八，肾气平均，筋骨劲强，故真牙生而长极；四八，筋骨隆盛，肌肉满壮；五八，肾气衰，发堕齿槁；六八，阳气衰竭于上，面焦，发鬓斑白；七八，肝气衰，筋不能动，天癸竭，精少，肾脏衰，形体皆极；八八，则齿发去，肾者主水，受五脏六腑之精而藏之，故五脏盛，乃能泻。今五脏皆衰，筋骨解堕，天癸尽矣。故发鬓白，身体重，行步不正，而无子耳。"

四、中医常用药物干预

1. 君相火旺证

临床表现：遗精梦泄，性欲亢进，易举易泄，心烦寐差，潮热颧红，腰酸耳鸣，口干多饮，溲黄便结，舌红、苔少或薄黄，脉细数。

治法：清心泄肝。

方药：黄连清心饮合三才封髓丹。

2. 湿热下注证

临床表现：遗精频作，小溲黄赤，热涩不畅，口苦而黏，舌质红、苔黄腻，脉濡数或滑数。

治法：清热利湿。

方药：程氏萆薢分清饮。

3. 劳伤心脾证

临床表现：遗精时作，劳则加重，失眠健忘；伴心悸气短，四肢倦怠，纳少腹胀，面色萎黄，大便溏薄，舌质淡胖、边有齿印、舌苔薄白，脉细弱。

治法：调补心脾，益气摄精。

方药：妙香散。

4. 肾气不固证

临床表现：遗精频作，多为无梦而遗，甚而滑精不禁；伴见头昏，腰膝酸软，形寒肢冷，面色㿠白，阳痿早泄，精液清冷，夜尿清长，舌质淡胖而嫩、苔白滑，脉沉细。

治法：补肾益精，固涩止遗。

方药：金锁固精丸。

五、饮食药膳

1. 三子泥鳅汤

原料：活泥鳅 200 克，韭菜子、枸杞、菟丝子各 20 克，食盐和味精各适量。

做法：将泥鳅用沸水烫杀，剖腹去内脏、肠杂，然后再用清水洗净；将韭菜子、枸杞和菟丝子均洗净，备用；将韭菜子与菟丝子装入一纱布袋，将口扎紧，然后将泥鳅、枸杞和纱布袋一同放入锅中，加入清水，用旺火煮沸后再改小火煨至水剩一半左右时，取出纱布袋，用食盐和味精调味后食肉喝汤。

说明：本方可暖中益气、补肾壮阳。

2. 羊肾杜仲五味汤

原料：羊肾 2 个，杜仲 15 克，五味子 6 克，料酒、葱、姜、味精和食盐各适量。

做法：将羊肾去掉臊腺，洗净、切碎，将杜仲和五味子用纱布包扎，与羊肾一同放入烧锅内，加入水及葱、姜、料酒，炖至熟透后，加入食盐、味精调味即可食用。

说明：本方可温阳固精、补肝肾、强筋骨。

3. 虫草炖鸡肉

原料：冬虫夏草 4～5 个，鸡肉 300 克左右。

做法：共炖，煮熟后加入少许食盐调味，食肉喝汤。

说明：本方可补益肝肾。

4. 怀山龙眼炖水鱼

原料：怀山药 30 克，桂圆肉 20 克，水鱼（中华鳖）1 只。

做法：将水鱼肉、水鱼壳氽水后与怀山药和桂圆肉一起放入炖盅内，加水适量，生姜 2 片，隔水炖熟服用，加入少许食盐调味，喝汤吃肉。

说明：本方可养阴固精。

六、起居情志预防

注意精神调养，排除杂念，不接触不健康影像信息，不贪恋女色。避免过度脑力劳动，做到劳逸结合、饮食有节、起居有常，不可以酒为浆，少食醇酒厚味及辛辣刺激性食品。切勿恣情纵欲、手淫过度，保持外生殖器清洁。

七、预后康复

注意消除恐惧心理，生活起居有度，节制性欲，戒除手淫。夜晚进食不宜过饱，睡前用温水洗脚，被褥不宜过厚、过暖，衬裤不宜过紧，养成侧卧习惯。发生遗精时，不可强忍或挤压阴茎；遗精后不可立即用冷水洗浴以免寒邪内侵；包茎、包皮过长或外生殖器有炎症时及早就医。穴位按摩保健方法如下。

1. 自我保健疗法

点按两侧三阴交，轮流进行，点按时做收腹、提肛动作。每日 1～2 次，每次 30～40 分钟。

2. 仰卧式疗法

患者取仰卧位，闭目，全身放松。重点取气海、关元、天枢、曲骨穴各 1 分钟，然后用拇指按压气冲穴 1 分钟，用平掌摩擦腹股沟 2 分钟和耻骨联合处 1 分钟，再用全掌拨揉小腹部 2 分钟。最后用拇指点按血海、阴陵泉、三阴交、阳陵泉、解溪穴各 1 分钟。

上述两种方法可升阳通经，激发性欲，提高性兴奋度，促进阴茎周围组织血液循环。

第十八节　眩晕

一、简介概况

眩晕是以目眩与头晕为主要表现的病证。目眩是指眼花或眼前发黑，头晕是指感觉自身或外界景物旋转。二者常同时出现，故统称为眩晕。轻者闭目即止；重者如坐车船，旋转不定，不能站立，或伴有恶心、呕吐、汗出，甚则仆倒等症状。

二、中医病因病机

1. 情志不遂

肝为刚脏，体阴而用阳，其性主升主动。若长期忧恚恼怒，肝气郁结，气郁化火，风阳扰动，则发为眩晕。如《临证指南医案·眩晕》华岫云按："经云：诸风掉眩，皆属于肝。头为六阳之首，耳目口鼻皆系清空之窍。所患眩晕者，非外来之邪，乃肝胆之风阳上冒耳，甚则有昏厥跌仆之虞。"

2. 年老体虚

肾为先天之本，主藏精、生髓，脑为髓之海。若年高肾精亏虚，不能生髓，无以充养于脑；或房事不节，阴精亏耗过甚；或体虚多病，损伤肾精肾气，均可导致肾精亏耗，髓海不足，而发眩晕。如《灵枢·海论》云："脑为髓之海。""髓海有余，则轻劲多力，自过其度；髓海不足，则脑转耳鸣，胫酸眩冒，目无所见，懈怠安卧。"

3. 饮食不节

若平素嗜酒无度，暴饮暴食；或过食肥甘厚味，损伤脾胃，以致健运失司，水谷不化，聚湿生痰，痰湿中阻，则清阳不升、浊阴不降，致清窍失养而引起眩晕。如《丹溪心法·头眩》曰："头眩，痰挟气虚并火，治痰为主，挟补气药及降火药。无痰则不作眩，痰因火动，又有湿痰者，有火痰者。"

4. 久病劳倦

脾胃为后天之本、气血生化之源。若久病不愈，耗伤气血；或失血之后，气随血耗；或忧思劳倦，饮食衰少，损伤脾胃，暗耗气血。气虚则清阳不升，血虚则清窍失养，皆可发生眩晕。如《灵枢·口问》曰："故上气不足，脑为之不满，耳为之苦鸣，头为之苦倾，目为之眩。"

5. 跌仆坠损

素有跌仆坠损而致头脑外伤，或久病入络，瘀血停留，阻滞经脉，而使气血不能上荣于头目，清窍失养而发眩晕，且多伴见局部疼痛、麻木固定不移，或痛如针刺等症。

眩晕的发生主要与情志不遂、年老体弱、饮食不节、久病劳倦、跌仆坠损及感受外邪等因素有关，内生风、痰、瘀、虚，导致风眩内动、清窍不宁或清阳不升、脑窍失养而突发眩晕。

三、症状特点

1. 眩晕

眩晕是一种动性或位置性的错觉，多为病理现象。主要表现为自身和视物旋转、摇晃，发作时患者常常站立不稳、不敢睁眼，可伴恶心、呕吐、心慌、出汗、血压波动等不适。

2. 头昏

头昏是一种常见的脑部功能性障碍，由大脑皮质高级神经活动功能降低所致，与头颈和躯干的活动无关。主要表现为头昏、头胀、头重脚轻，但不包括思维迟钝、混乱等障碍。劳累和紧张时加重，休息和心情放松时减轻。这种晕没有旋转感，与眩晕不同。

3. 昏厥前状态

昏厥前状态是发生在晕厥前的胸闷、心悸、头部昏沉、眼前发黑、乏力等征兆。特发性或继发性直立性低血压、心律失常、心肌梗死、主动脉夹层等都可能会出现昏厥前状态。

4. 平衡不稳

平衡不稳会出现四肢姿势异常、运动迟缓、胸闷、胸痛、卧立位血压差距大的症状。周围神经病、副肿瘤综合征、帕金森病等会出现平衡不稳症状。

四、中医常用药物干预

1. 肝阳上亢证

临床表现：眩晕，耳鸣，头目胀痛，急躁易怒，口苦，失眠多梦，遇烦劳郁怒而加重，甚则仆倒，颜面潮红，肢麻震颤，舌红苔黄，脉弦或数。

治法：平肝潜阳，清火息风。

方药：天麻钩藤饮。

2. 痰湿中阻证

临床表现：眩晕，头重如蒙，或伴视物旋转，胸闷恶心，呕吐痰涎，食少多寐，舌苔白腻，脉濡滑。

治法：化痰祛湿，健脾和胃。

方药：半夏白术天麻汤。

3. 瘀血阻窍证

临床表现：眩晕，头痛，且痛有定处，兼见健忘，失眠，心悸，精神不振，耳鸣耳聋，面唇紫黯，舌暗有瘀斑，多伴见舌下脉络迂曲增粗，脉涩或细涩。

治法：祛瘀生新，活血通窍。

方药：通窍活血汤。

4. 气血亏虚证

临床表现：眩晕动则加剧，劳累即发，面色㿠白，神疲自汗，倦怠懒言，唇甲不华，发色不泽，心悸少寐，纳少腹胀，舌淡、苔薄白，脉细弱。

治法：补益气血，调养心脾。

方药：归脾汤。

5. 肾精不足证

临床表现：眩晕日久不愈，精神萎靡，腰酸膝软，少寐多梦，健忘，两目干涩，视力减退；或遗精滑泄，耳鸣齿摇；或颧红咽干，五心烦热，舌红少苔，脉细数；或面色㿠白，形寒肢冷，舌淡嫩、苔白，脉沉细无力，尺脉尤甚。

治法：滋养肝肾，填精益髓。

方药：左归丸。

五、饮食药膳

对各种不同原因引起的眩晕，应注重饮食调理，由于眩晕的患者常伴有呕吐、食欲不振，故应少吃多餐。在食物上，应以高热量、高蛋白、营养丰富、清淡勿腻、易消化吸收的食物为主；重症以半流质食物为宜。尽量勿用辣椒、蒜等辛辣及带有刺激性的调味品。严格控制或彻底戒烟，少饮酒。

1. 肝阳上亢型宜用槐花菊花饮

原料：槐花 15 克，菊花 10 克，蜂蜜 20 克。

做法：将槐花、菊花洗净后入锅，加水适量，煎煮 20 分钟，去渣取汁，兑入蜂蜜，搅匀即成。

吃法：上下午分服。

说明：槐花具有良好的清肝降火作用，现代研究资料证实，槐花芸香苷可软化血管、扩张冠状动脉、降低血中胆固醇含量，并且有显著的降压作用。菊花平肝明目泻火，现代研究也发现，菊花具有明显的扩张冠状动脉、降低血压等作用。所以本食疗方可作为肝火上扰、肝阳上亢型眩晕的日常保健饮料。

2. 痰浊中阻型宜用天麻橘皮泽泻饮

原料：天麻 15 克，橘皮 20 克，泽泻 20 克，蜂蜜 20 克。

做法：将天麻洗净、蒸透、晒干、切片，橘皮洗净外皮，泽泻洗净，加水适量，煎煮 30 分钟，去渣取汁，兑入蜂蜜，搅匀即成。

吃法：上下午分服。

说明：本食疗方对内耳引起的眩晕综合征有显著疗效。

3. 瘀血阻窍型宜用桃仁粥

原料：桃仁、生地黄各 10 克，粳米 100 克，桂心粉 2 克，红糖 50 克。

做法：桃仁浸泡后去皮弃尖，与生地黄二药洗净后加入适量冷水，大火煮沸，改小火慢熬。30 分钟后，除去药渣，将粳米洗净加入药汁中煮粥。粥熟后加入桂心粉、红糖。粥的稀稠可根据个人嗜好掌握。每次食 1 小碗，每天 3 ~ 4 次。该粥汤色红亮，米烂出油，香甜可口，口感滑利。适用于瘀血阻窍之眩晕。

吃法：上下午分服。

说明：中医认为"痛则不通，通则不痛"。桃仁可活血化瘀、润肠通便、养血活血；桂心、红糖能温通血脉而止痛；粳米味甘、性平，能益脾和胃，含有蛋白质、脂肪、糖类、钙、铁和维生素 B_1 等；红糖不仅能供给热量，又富含铁质。蛋白质和铁质是造血的主要原料。此粥具有祛瘀通经、活血止痛、滋养脾胃之功效。

4. 气血两虚型宜用何首乌煮鸡蛋

原料：制何首乌 30 克，鸡蛋 2 个。

做法：将制何首乌洗净、切片，与洗净的鸡蛋同入锅中煮 30 分钟，去除药渣即成。

吃法：上下午分服，同时饮用制何首乌汁。

说明：制何首乌滋阴养血，为治疗血虚证的佳品。鸡蛋补血养心，与制何首乌同煮后，补益气血的功效更强，经常食用可从根本上缓解眩晕。

5. 肾精不足型宜用桑叶黑芝麻粉

原料：桑叶 250 克，黑芝麻 250 克。

做法：将桑叶晒干，研成细粉。黑芝麻去除杂质、洗净、晒干、研成细粉，与桑叶粉拌和均匀，瓶装备用。

吃法：每天 2 次，每次 6 克，温开水送服。

说明：本食疗方可用于各种肝肾亏虚、精血不足之证，对老年性眩晕、头发早白、皮肤干燥尤其有效。

六、起居情志预防

1. 住房

通风采光，浅绿的墙。一般来说，眩晕患者居住的房屋可配以浅绿色的墙壁，而且房间应整洁、安静、通风良好、采光充分，防止阴暗潮湿。

2. 室内

选养花草。室内可放置鲜花、盆景，庭院应种植花草，美化环境，使患者心情舒畅，这对消除患者的焦虑、消除脑内兴奋灶、促使眩晕康复大有益处。

3. 情趣

听音乐，远烦躁。眩晕患者可根据自己的爱好，有选择地听自己喜爱的和谐的曲调，以使心情舒畅、情绪稳定，促使眩晕康复。倘若生活于强烈的噪声环境中，不但能影响人的精神活动，还能引起体内儿茶酚胺分泌增加，出现大脑皮质兴奋，并扩散到整个人体，不利于眩晕的治疗与康复。

七、预后康复

为预防眩晕发生，平素要坚持适当的体育锻炼，保持心情舒畅，防止七情内伤；注意劳逸结合，避免体力、脑力和心理的过度劳累；饮食清淡有节，防止暴饮暴食，少食肥甘厚味及过咸伤肾之品，尽量戒烟戒酒，作息节律尽量合理。

1. 放松训练

闭眼静坐或平卧，用意念控制神经和肌肉的紧张性，从头皮、额部、面部肌肉开始放松，逐渐将上下肢乃至全身的肌肉放松，每天 1～3 次，每次 10～20 分钟。适用于神经性头晕，特别是容易紧张及压力大的人群，每天做可预防头晕发作。

2. 行为训练

一旦想到眩晕，立即将注意力转移到其他事情上，比如想些有趣的事，这样可以减少眩晕带来的不适，同时可以渐渐减短眩晕的发作时间并减少发作次数。

3.运动疗法

宜选散步、慢跑及练五禽戏、练八段锦、做康复操、打太极拳等活动，也可与娱乐相结合，如酌情选择放风筝、跳舞、游戏等。肾虚眩晕者，平时可多做些搓腰活动，即直立，双手握拳，以手背贴于两侧腰眼（肾俞穴），两手背同时画圈按揉，以觉酸胀为度，先向外转36圈，再向里转36圈，此功可强壮腰肾。

第十九节 淋证

一、简介概况

淋证是以小便频数，淋沥刺痛，欲出未尽，小腹拘急，或痛引腰腹为主症的病证。《素问·六元正纪大论》称本病为"淋"，指出了淋证为小便淋沥不畅，甚或闭阻不通之病证。

二、中医病因病机

本病的发病机制主要为外感湿热、饮食不节、情志失调、禀赋不足或劳伤久病；其主要病机为湿热蕴结下焦，肾与膀胱气化不利。

1. 外感湿热

因下阴不洁，秽浊之邪从下侵入机体，上犯膀胱，或由小肠邪热、心经火热、下肢丹毒等他脏外感之热邪传入膀胱，发为淋证。

2. 饮食不节

多食辛热肥甘之品，或嗜酒太过，脾胃运化失常，积湿生热，下注膀胱，乃成淋证。正如严用和《严氏济生方·淋利论治》云："此由饮酒房劳，或动役冒热，或饮冷逐热，或散石发动，热结下焦，遂成淋闭；亦有温病后，余热不散，霍乱后当风取凉，亦令人淋闭。"说明淋证的发病多由湿热导致。

其湿热可来源于外感，亦可由饮食不当而自生。

3. 情志失调

情志不遂，肝气郁结，三焦通调失常；或气郁化火，气火郁于膀胱，导致淋证。《医宗必读·淋证》言："妇女多郁，常可发为气淋和石淋。"

4. 禀赋不足或劳伤久病

禀赋不足，肾与膀胱先天畸形；或久病缠身，劳伤过度，房事不节，多产多育；或久淋不愈，耗伤正气；或妊娠、产后脾肾气虚，膀胱易于感受外邪，而致本病。

三、症状特点

根据病因和症状特点不同，可分为热淋、石淋、血淋、气淋、膏淋、劳淋。六种淋证均有小便频涩、淋沥刺痛、小腹拘急引痛。此六种淋证除均见淋证的共同症状特征以外，还有各自不同的表现特征。热淋起病多急骤，小便赤热，溲时灼痛，或伴有发热、腰痛拒按；石淋以小便排出砂石为主症，或排尿突然中断、尿道窘迫疼痛，或腰腹绞痛难忍；血淋为溺血而痛；气淋小腹胀满较明显，小便艰涩疼痛，尿后余沥不尽；膏淋症见小便浑浊如米泔水，或滑腻如膏脂；劳淋小便不甚赤涩，溺痛不甚，但淋沥不已，时作时止，遇劳即发。

四、中医常用药物干预

1. 热淋

临床表现：小便频数短涩，灼热刺痛，溺色黄赤，少腹拘急胀痛，寒热起伏，口苦，呕恶，腰痛拒按，大便秘结，苔黄腻，脉滑数。

治法：清热利湿通淋。

方药：八正散。

2. 石淋

临床表现：尿中夹砂石，排尿涩痛，或排尿时突然中断，尿道窘迫疼痛，少腹拘急，往往突发，一侧腰腹绞痛难忍，甚则牵及外阴，尿中带血，舌红、苔薄黄，脉弦或弦数。

治法：清热利湿，排石通淋。

方药：石韦散。

3. 血淋

临床表现：小便热涩刺痛，尿色深红，或夹有血块，疼痛满急加剧，心烦，舌尖红、苔黄，脉滑数。

治法：清热通淋，凉血止血。

方药：小蓟饮子。

4. 气淋

临床表现：郁怒之后，小便涩滞，淋沥不已，少腹胀满疼痛，苔薄白，脉弦。

治法：理气疏导，通淋利尿。

方药：沉香散。

5. 膏淋

临床表现：小便浑浊，乳白或如米泔水，上有浮油，置之沉淀，或伴有絮状凝块物，尿道热涩疼痛，尿时阻塞不畅，口干，舌质红、苔黄腻，脉濡数。

治法：清热利湿，分清泄浊。

方药：程氏萆薢分清饮。

6. 劳淋

临床表现：小便不甚赤涩，溺痛不甚，但淋沥不已，时作时止，遇劳即发，病程缠绵；面色萎黄，少气懒言，神疲乏力，小腹坠胀，里急后重或大便时小便点滴而出，腰膝酸软，肾阳虚见畏寒肢冷，肾阴虚见面色潮红、五心烦热，舌质淡，脉细弱。

治法：补脾益肾。

方药：无比山药丸。

五、饮食药膳

宜食新鲜蔬菜、水果及清淡、容易消化的食物，并注意多饮水，忌食湿热厚味之品，如酒类、甜品和高脂肪食物。同时忌食辛辣刺激之物，因为中医认为辛辣食物属温热之品，可以助阳生热，加重病情。以下食物具有利湿、利小便作用，可以辅助治疗反复尿路感染。

（1）赤小豆。本品甘、酸，平，归心、小肠经，日常食之可利小便、解热毒、瘦肥人，常用养生方如赤小豆粥。

（2）薏苡仁。本品甘、淡，凉，归脾、肺、肾经，为健脾利湿养生的食品，日常食之可健脾胃、利水湿、清内热。常用可配伍冬瓜、赤小豆煮汤食，可用于小便不利、水肿。

（3）冬瓜。本品甘、淡，凉，归肺、大肠、小肠、膀胱经，为清热利水养生的食品。

（4）荠菜。本品甘，凉，归肝、胃经，为清热利水养生的食品，可清内热、利小便、凉血热。

（5）金针菜。本品甘，凉，为清热利湿养生的食品，日常食之清湿热、利小便、益心智，适于热性体质、湿热体质。

（6）莴苣。本品甘、苦，凉，归小肠、胃经，为清热利尿养生的食品，日常食之可清内热、利小便、强筋骨，适于热性体质。

(7)绿豆。本品甘，凉，归心、胃经，为清热解暑的食品，可清热解暑、通利小便、解毒。

六、起居情志预防

平素注意外阴清洁（尤其在月经期、妊娠期、产褥期），性生活前要洗浴，性生活后要排尿。保持良好的卫生习惯，女性在大便后用干净的卫生纸擦拭时要按从前往后的顺序，以免污染阴道口。反复尿路感染患者在日常生活中应养成多喝水不憋尿的习惯，每4～6小时排尿1次，有尿意时即排尿。在尿路感染治疗期或恢复期，则应尽量避免性生活。加强心理调适，保持平和心态。

七、预后康复

养成良好的卫生和生活习惯，如多饮水、定时排尿（每2～3小时1次），治疗全身基础疾病，提高身体抵抗力，如糖尿病患者严格控制血糖以求达标。与性生活有关的反复发作的尿路感染，于性生活后即刻排尿，并可以按常用量服用一个疗程的抗菌药作为预防。

穴位艾灸：选取关元（前正中线，肚脐下4横指）、中极（前正中线，肚脐下5横指）两个穴位。

操作方法：用温和灸。将艾条点燃的一端靠近关元、中极和次髎穴（一般距皮肤约3厘米），如患者有温热舒适感觉时固定不动，灸至皮肤稍有红晕即可，一般灸10～15分钟，隔日1次，每月灸10次。

关元穴为一身元气之所在，为任脉与足三阴经交会穴，为手太阳小肠经之募穴，有益气壮阳、培补元气、导赤通淋的功效；中极穴为膀胱经的募穴，可益肾温阳、通经止带。艾灸此二穴有培补元气、强腰补肾、利尿通淋、疏导膀胱经气的功效。

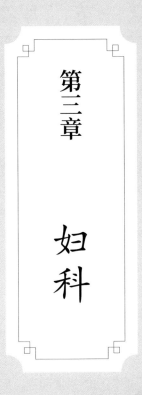

第三章

妇科

第一节　月经病

一、简介概况

凡月经的周期、经期、经量等发生改变，以及伴随月经周期出现明显不适症状的疾病，称为月经病，是妇科临床的多发病。常见的月经病有月经先期、月经后期、月经先后无定期、月经过多、月经过少、经期延长、经间期出血、崩漏、痛经、闭经、月经前后诸证、绝经前后诸证等。

二、中医病因病机

本病的主要发病机制是脏腑功能失常，气血失调，间接或直接地损伤冲、任、督、带脉和胞宫、胞脉、胞络，以及肾—天癸—冲任—胞宫功能失调而致。病因与寒、热、湿邪侵袭，内伤七情，房劳多产，饮食不节，劳倦过度有关，还与体质因素关系密切。

三、体质特点及相关疾病的检查

（一）体质特点

1.气虚质

月经先期、月经量多或经期延长，神疲肢倦，气短懒言，下腹坠感，纳少便溏，舌质淡、苔薄白，脉细弱。

2. 肾虚质

月经后期、月经先后不定期、月经量少、经间期出血、崩漏，腰膝酸软，头晕耳鸣，面色晦暗或有暗斑，舌质暗、苔薄白，脉沉细。

3. 血热质

月经先期、月经过多、崩漏、质黏稠、或夹血块，口渴心烦，尿黄便结，舌质红、苔黄，脉滑数。

4. 血瘀质

月经过多、月经过少、经期延长、经间期出血、崩漏、闭经、痛经、经色紫黯、夹血块，小腹刺痛，舌质暗或有瘀点，脉涩。

5. 痰湿质

月经后期、月经过少、闭经，形体肥胖，神疲肢倦，头晕目眩，胸闷呕恶，腹满便溏，带下量多，舌淡胖、苔白腻，脉滑。

月经病的辨证着重在月经的期、量、色、质及伴随月经周期出现的局部症状，同时结合全身症状，运用四诊八纲进行综合分析。

（二）相关疾病检查

1. 妇科检查
注意内、外生殖器官的发育情况。

2. 实验室检查

月经期第 2～5 天查性激素六项（促卵泡刺激素、黄体生成素、孕激素、雌激素、睾酮、催乳素）、抗米勒管激素、甲状腺功能等。

3. 其他检查

子宫附件超声以了解内生殖器官及卵泡发育情况；基础体温测定了解排卵情况；宫腔镜、腹腔镜。

四、中医常用药物干预

补中益气汤、举元煎、固阴煎、归肾丸、当归地黄饮、六味地黄丸、保阴煎、清经散、两地汤、膈下逐瘀汤、桃红四物汤、失笑散、苍附导痰汤、丹溪治湿痰方。

五、饮食药膳

1. 黑豆红枣桂圆汤

原料：黑豆 50 克，红枣 5 枚，桂圆 10 颗，生姜 3 片。

做法：上四味共煎至黑豆熟烂，服用黑豆、红枣、桂圆等并饮汤。每日 1 剂，月经后开始服。

功效：补血调经。适用于月经不调属血虚型：月经后期，量少，头晕眼花。

2. 青皮山楂粥

原料：青皮 10 克，生山楂 30 克，山药 30 克，香附 10 克，粳米 100 克。

做法：先将青皮、生山楂、山药、香附放入砂锅，加水适量，浓煎 40 分钟，去渣取汁待用。将粳米放入砂锅，加水用小火煨煮成稠粥，将成时兑入浓煎汁，拌匀，继续煨煮至沸，即成。分早晚 2 次服用。

功效：理气活血、调经止痛。主治月经不调属气滞血瘀型：痛经，闭经，月经延后，量少，色暗有块，下腹痛，舌质紫黯，脉细涩。

3. 乌鸡茯苓汤

原料：乌鸡1只，茯苓9克，黄芪15克，红枣10枚，生姜3片。

做法：将乌鸡洗净，将茯苓、黄芪、红枣、生姜放入鸡腹内，用线缝合，放砂锅内煮至烂熟，去药渣，食鸡肉、饮汤。每日1剂，分2次服完，月经前服，连服3剂。

功效：补气益血调经。适用于月经不调属气虚型：月经先期，月经量多，经期延长，神疲肢倦，常感乏力，舌淡，脉细缓。

4. 猪皮冻胶

原料：猪皮1000克，黄酒250毫升，白糖250克。

做法：将猪皮洗净后切碎，加适量水，用小火炖至汁液黏稠，加入白糖、黄酒即可。每日2次，用开水冲化后温服。

功效：养血益阴、滋肾养肝。适用于月经不调属血虚型。

六、起居情志预防

（1）避免惊吓、大怒。

（2）舒缓压力、调畅情志，保持良好心态，适当放松。

（3）避免过度劳累。

（4）注意早晚调护，避风寒，重保暖。

（5）禁食苦寒辛散的食物。

（6）经期注意卫生，防止盆腔感染。

七、预后康复

（1）保持规律的作息，熬夜、过度劳累等可能引起月经失调，尽量保持充足的睡眠。

（2）注意调节饮食，宫寒的女性忌服过多寒凉的食物，月经提前的女性忌服过多补药，适当进补，切勿过度减肥。

（3）保持良好的精神状态，如果长期处于抑郁、悲伤等不佳的情绪中，可能会导致月经失调，要注意缓解不良情绪，避免其对身体造成伤害。

（4）适当运动，有助于气血运行、调节免疫力。

（5）注意保暖，切勿贪凉，不用凉水洗头、洗澡，少穿露脐装。

（6）节制房事，育龄期女性做好避孕措施，避免进行人工流产，以免流产对子宫造成损伤。

（7）谨慎用药，长期使用药物会对女性内分泌系统造成影响，尤其激素类药物，对月经影响较大，建议育龄期女性尽量不要使用紧急避孕药。

第二节　盆腔炎

一、简介概况

妇女不在行经、妊娠及产褥期间发生小腹或少腹疼痛，甚则痛连腰骶者，称为妇人腹痛，西医学的女性盆腔炎性疾病属于此病范畴。

二、中医病因病机

本病的发病机制主要为冲任虚衰，胞脉失养，"不荣则痛"；冲任阻滞，胞脉失畅，"不通则痛"。

三、体质特点及相关疾病的检查

（一）体质特点

1. 肾阳虚衰质

小腹冷痛下坠，喜温喜按，腰酸膝软，头晕耳鸣，畏寒肢冷，小便频数，夜尿量多，大便不实。舌质淡、苔白滑，脉沉滑。

2. 血虚失荣质

小腹隐痛、喜按，头晕眼花，心悸少寐，大便燥结，面色萎黄，舌淡苔少，脉细。

3. 感染邪毒质

小腹疼痛，或全腹疼痛，拒按，寒热往来，发热恶寒，或持续高热，日晡时热甚，带下量多、异味，心烦口渴，甚则神昏谵语，大便秘结，小便短赤，舌红、苔黄而干，脉弦数。

4. 湿热瘀结质

小腹疼痛拒按，有灼热感，或有积块，伴腰骶胀痛，低热，带下量多、黄稠、有臭味，小便短黄，舌质红、苔黄腻，脉弦滑。

5. 气滞血瘀质

小腹或少腹痛、拒按，胸胁乳房胀满，食欲欠佳，烦躁易怒，时欲太息，舌质紫黯或有瘀点，脉弦涩。

6. 寒湿凝滞质

小腹冷痛，痛处不移，得温痛减，带下量多、色白质稀，形寒肢冷，面色青白，舌淡、苔白腻，脉沉紧。

盆腔炎的辨证首先辨其疼痛的部位、性质、程度及发作时间，结合全身症状、月经及带下的改变，以审其寒、热、虚、实，临床以慢性腹痛多见，多为虚中夹实，腹满痛伴高热的急重症较少见。

（二）相关疾病检查

1. 妇科检查

宫颈肥大、紫蓝色，或有糜烂；子宫体略大，有压痛，活动受限或粘连固定；或穹隆触痛明显；或宫颈举痛；或盆底肌有疼痛触发点。宫旁及附件区压痛明显，或扪及片状增厚，或有条索状物，或触及包块等。

2. 实验室检查

盆腔炎性疾病有宫颈黏液脓性分泌物，或在阴道分泌物生理盐水湿片中见到大量白细胞，或可见红细胞沉降率及C-反应蛋白升高，或宫颈淋病奈瑟球菌或沙眼衣原体阳性。

3. 其他检查

超声、MRI、腹腔镜、盆腔静脉造影术、盆腔 CT 或血管造影等。

四、中医常用药物干预

（1）黄柏粉 5 克，甘草粉 5 克，陈皮粉 5 克，冲服。用于急性盆腔炎。

（2）鱼腥草 30 克，蒲公英 30 克，水煎服，每日 1 剂。用于急性盆腔炎。

（3）金银花 15 克，连翘 10 克，大血藤 30 克，生蒲黄 9 克（包煎），椿根皮 9 克，甘草 5 克，每日 1 剂，水煎分 2 次服。用于慢性盆腔炎。

（4）温通化瘀散：花椒、小茴香各 30 克，乳香、没药各 15 克，面粉、高粱酒适量。上药共研细末，用面粉调羹，高粱酒少许调湿摊铺于纱布，置于下腹部痛处，上用热水袋热敷，每日 2 次。功效：温经散寒、活血消瘀。适用于内服药效果欠佳之盆腔炎性包块。

此外，妇科千金胶囊、康妇消炎栓、温胞饮、当归建中汤、解毒活血汤、清热调血汤、牡丹散、少腹逐瘀汤等对盆腔炎性疾病效果较好，需在医师指导下使用。

五、饮食药膳

1. 银花解毒饮

原料：金银花30克，蒲公英、白花蛇舌草、白糖各20克。

做法：金银花、蒲公英、白花蛇舌草除去杂质，将以上三味加适量水，煎煮至水沸。去渣取汁约400毫升，兑入白糖，待其溶化晾温。上为1日量，分顿食用，7日为1个疗程。

功效：清热解毒、利湿止带。适用于湿热瘀结型盆腔炎，症见下腹痛、带下量多、色黄、大便秘结等。

2. 洋参山药炖猪肚

原料：西洋参、山药、川芎、白芍、太子参、白术、茯苓、薏苡仁、甘草各10克，生姜3片，猪肚120克，酒、食盐少许。空腹饮汤食肉，分顿服。

做法：用诸药煎汤，去渣取汁，炖猪肚至烂熟，加食盐及酒即可。上为1日量，5～7日为1个疗程。

功效：益气养血、固冲止带。适用于妇女慢性反复下腹痛，带下量多、清稀，腹痛绵绵属气血不足者。

3. 活血土鸡蛋

原料：土鸡蛋3个，红花、当归、赤芍各6克，川芎10克，酒适量。

做法：将后四味药共研细末，土鸡蛋上打一个小口，取出少量蛋清，将药面分装蛋内搅匀，用白纸封口，上蒸笼蒸8～10分钟，晾温。行经前每晨食1蛋，黄酒送下，微汗，连服3日，连服3个月经周期。

功效：活血通经、祛瘀止痛。适用于经行下腹痛、输卵管阻塞或月经不调属气滞血瘀证者。

4.菊花莲子汤

原料：菊花、牡丹皮各 30 克，莲子、蜂蜜各 50 克。

做法：前二味水煎，去渣取汁，放入莲子再煎煮至熟烂，加蜂蜜拌匀即可。上为 1 日量，分早晚吃莲子饮汤，7 日为 1 个疗程。

功效：清热解毒、凉血化瘀。适用于感染邪毒所致急性盆腔炎的辅助治疗。

5.薏苡仁山楂粥

原料：薏苡仁、山楂、当归、赤芍各 15 克，焦山楂 12 克，川芎、炒鸡内金各 10 克，砂仁 6 克，粳米 60 克。

做法：诸药先煎汤，去渣取汁，加粳米再煮成粥。1 日分 2 次温服，连服 10 日为 1 个疗程。

功效：理气行滞、化瘀消积。适用于盆腔炎表现出小腹胀痛、热结便秘或伴肠胃气滞者。

6.益母草煎

原料：益母草 15 克，红花 5 克，黑豆、红糖各 30 克，黄酒少许。

做法：一同炖煮，月经期第一天开始服，连服 1 周。

功效：活血化瘀。适用于血瘀型盆腔炎。

六、起居情志预防

（1）杜绝各种感染途径，保持会阴部清洁、干燥，每天用清水清洗外阴，专人专盆，毛巾、袜子、内裤要分开洗，用开水烫，并在阳光下暴晒 6 小时，养成良好的卫生习惯，勤换内裤，尽量穿棉质内裤，不穿紧身、化纤质地的内裤。

（2）月经期、产后、妇科手术后阴道有流血时，禁止性生活、盆浴、游泳，勤换卫生巾。

（3）注意观察白带的量、色、质、味。白带量多、色黄质稠、有臭秽味者说明有阴道炎，呈凝乳块状或豆腐渣样是念珠菌性阴道炎，呈灰黄色泡沫状是滴虫性阴道炎，有鱼腥味、质稀是细菌性阴道病。外阴瘙痒者，勿用手指搔抓，以防感染。

（4）保持大便通畅，便秘时可多喝蜂蜜水或多吃新鲜蔬菜、水果。

（5）有些人患有慢性盆腔炎，不适症状较轻，就自服抗生素，长期服用可能会出现阴道内菌群失调，而引起阴道分泌物增多，白带呈白色豆腐渣样，此时，应立即到院就诊，排除念珠菌性阴道炎。

七、预后康复

（1）保证充足的睡眠时间，注意劳逸结合，房事适度，调节心情，防止出现忧郁、焦虑情绪。

（2）平时多进行体育锻炼，根据身体情况选择合适的锻炼项目，如散步、慢跑、打太极拳、练舞蹈等，增强体质，免疫力提高了就不容易受到病菌侵袭，盆腔炎就不容易反复发作。

（3）清淡营养饮食，避免吃辛辣油腻、生冷的食物，可以多吃新鲜的水果和蔬菜，补充身体所需维生素，能够促进疾病的康复，预防再次感染。

（4）若有盆腔炎，一定要遵医嘱积极配合治疗，要劳逸结合、节制房事，以免症状加重。正确认识疾病，急性盆腔炎应积极彻底治疗，慢性盆腔炎病程较长，要解除思想顾虑，树立战胜疾病的信心，保持心情舒畅，以免肝郁气滞而影响康复和加重病情。

第三节 不孕不育

一、简介概况

女子婚后夫妇同居 1 年以上，配偶生殖功能正常，未避孕而未受孕者；或曾孕育过，未避孕又 1 年以上未再受孕者，称为不孕症，前者称为原发性不孕症，古称"全不产"；后者称为继发性不孕症，古称"断绪"。西医学认为女性原因引起的不孕症，主要与排卵功能障碍、输卵管因素、宫腔粘连、宫颈因素、免疫因素、盆腔肿瘤和生殖器官畸形等疾病有关。中医学将女性先天生理缺陷和畸形的不孕总结为"五不女"，即螺、纹、鼓、角、脉，此五种中除脉之外，均非药物治疗所能奏效的，故不属本节论述范畴。

二、中医病因病机

目前认为阻碍受孕的因素包括女方、男方及男女双方，本节讨论女性相关因素。男女双方在肾气盛、天癸至、任通冲盛的条件下，女子月事以时下，男子精气溢泻，两精相合，便可媾成胎孕。不孕症常由肾虚、肝郁、痰湿、血瘀导致，主要病机与肾气亏虚、冲任气血失调有关。

1. 肾虚

先天禀赋不足，或早婚多产，或房事不节，损伤肾气，冲任虚衰，胞脉失养，不能摄精成孕；或损伤肾中真阳，命门火衰，冲任失于温煦，胞脉虚寒，不能摄精成孕；或肾阴素虚，或房事不节，或数伤于血，精亏血耗，以致冲任血少，不能凝精成孕；或阴血不足，虚热内生，热伏冲任，扰动血海，不能凝精成孕。

2. 肝郁

素性抑郁，或暴怒伤肝，情志不畅，肝气郁结，疏泄失常，血气不和，冲任不能相资，以致不能摄精成孕；或盼子心切，烦躁焦虑，肝郁不舒，冲任失和，久而不孕。

3. 痰湿

素体肥胖，或素体脾虚，或恣食膏粱厚味，痰湿内盛，阻塞气机，冲任失司，躯脂满溢，闭塞胞宫，致不能摄精成孕。

4. 血瘀

经期产后余血未净之际，不禁房事，或涉水感寒，邪与血结，瘀血内阻；或忿怒伤肝，气滞血瘀，瘀血内停，冲任受阻，瘀滞胞脉，以致不能摄精成孕。

三、体质特点及相关疾病的检查

（一）体质特点

1. 气郁质

形体多瘦，神情抑郁，烦躁易怒，忧虑脆弱，敏感多虑，胸胁不舒，少腹胀痛，月经后期，量多少不定，经期延长，舌淡红、苔薄，脉弦。

2. 痰湿质

面色㿠白，形体肥胖，腹部肥满松软，汗多且黏，胸闷泛恶，痰多，头晕心悸，恣食膏粱厚味，口黏，经行延后，甚至闭经，带下量多、色白质黏，舌淡胖、苔腻，脉滑。

3. 血瘀质

肤色晦暗，色素沉着，容易出现瘀斑，口唇暗淡，小腹刺痛，盆腔包块，月经后期，量少或多，色紫黯，夹血块，舌暗或有瘀点，舌下络脉紫黯或增粗，脉涩。

各种体质中属虚证者有气虚、阳虚、阴虚，但只有肾气虚、肾阳虚、肾阴虚，才易引起不孕。肾气虚者，性格内向，不喜冒险，疲乏自汗，肌肉松软不实，语音低弱，气短懒言，易出汗，头晕耳鸣，腰酸腿软，小便清长，经量或多或少，舌淡、苔薄，脉沉细。肾阳虚者，性格多沉静、内向，精神不振，肌肉松软不实，畏冷肢寒，易泄泻，月经后期，量少色淡，甚则闭经，平时带下量多，腰痛如折，性欲淡漠，小便频数或不禁，面色晦暗，舌淡、苔白滑，脉沉细而迟或沉迟无力。肾阴虚者，体形偏瘦，性情急躁，好动活泼，易疲劳，夜眠欠佳，口燥咽干，手足心热，喜冷饮，大便干燥，月经后期，量少色淡，头晕耳鸣，腰酸腿软，眼花心悸，舌红、苔少，脉细或细数。

（二）相关疾病检查

（1）月经期第2～5天生殖激素测定、卵巢储备功能超声检查可明确卵巢功能。

（2）基础体温测定。在每天早晨醒后，不起床，用口腔体温表测量体温。一般情况下，排卵后体温平均上升0.5 ℃左右，一直持续到下次月经来潮，再恢复到原来的体温水平。每天将体温记录在表格上，连续测量3个月经周期的基础体温，就能够推测出较准确的排卵日期。基础体温曲线显示双相型则为有卵泡，连续单相型 3 个月以上为无排卵。

（3）超声检查。经阴道超声检查可动态观察卵泡发育及排出情况，较基础体温测定更准确，不易受到外界环境影响。

（4）输卵管通畅试验。月经干净后 3～7 天，禁止性生活，无生殖系统炎症时可操作。

（5）其他。不孕不育抗体检测及宫腔镜检查、腹腔镜检查等可明确不孕原因。

四、中医常用药物干预

不孕症首先应查明病因，根据病因进行针对性治疗，并尽量采取自然、安全、合理的方案进行治疗。如宫腔粘连、子宫内膜息肉、子宫黏膜下肌瘤患者行宫腔镜手术；多囊卵巢综合征患者降雄激素、促排卵治疗；对于双侧输卵管阻塞或其他疑难不孕症可予辅助生殖治疗，但是辅助生殖费用高、副作用大。

中医在治疗不孕症上有独特的优势，根据不同的不孕因素，给予不同的治疗方案，明显提高了临床妊娠率及抱婴率。特别是针对不明原因的不孕症，中医可以根据患者的不同体质及病情的不时变化来全面调整，而且中医药治疗副作用相对也比较小，患者容易接受。

五、饮食药膳

1. 当归生姜羊肉汤

原料：羊肉 300 克，当归 10 克，生姜 5 片，虫草花 30 克，调味品适量。

做法：用诸药煎汤，去渣取汁，加食盐及酒，羊肉炖至烂熟即可。上为1日量，5～7日为1个疗程。

功效：滋肾、益肺、健脾。适用于肾阳虚型不孕症。

2. 黄精山药炖鸡

原料：黄精30克，山药150克，整鸡1只，调味品适量。

做法：黄精、山药洗净放入鸡腹中，用调味品将鸡涂抹均匀，加上姜片3片隔水炖熟即可。上为1日量，每月1次，3个月为1个疗程。

功效：滋肾、益肺、健脾。适用于阴虚或气阴两虚型不孕症。

3. 杜仲鹌鹑蛋

原料：杜仲约15克，鹌鹑蛋若干，姜、盐。

做法：在锅里加入杜仲、鹌鹑蛋、姜、盐，大火煮沸，再调至小火煮20分钟即可。

功效：滋补肝肾。适用于肝肾亏虚型不孕症。

4. 参芪乌骨鸡

原料：乌骨鸡1只，黄芪、党参各15克，大枣10个。

做法：黄芪、党参、大枣用水泡1小时，将小颗粒药材包到纱布里，放到乌骨鸡肚子里，大的可直接放在外面。在高压锅里炖鸡即可。

功效：滋肾、益肺、健脾。适用于气虚型不孕症。

5. 枸杞炖甲鱼

原料：枸杞20克，甲鱼1只（500克），葱、姜、食盐、料酒各适量。

做法：甲鱼洗净，连同枸杞及适量姜、蒜、食盐、料酒放入锅里，大火烧开后，小火慢炖1小时。

功效：滋补肝肾。适用于阴虚火旺型不孕症。

6. 山楂桃仁橘皮粥

原料：山楂 20 克，桃仁 5 克，橘皮 3 克，粳米适量。

做法：粳米淘洗干净，用冷水浸泡半小时，捞出滤干水分；将山楂、桃仁、橘皮分别洗净，与粳米一同放入锅内，加适量水，大火烧沸后，再用小火煮半小时。

功效：活血化瘀、行气止痛。适用于血瘀型不孕症。

7. 祛湿降脂茶

原料：山楂 10 克，决明子 10 克，荷叶 10 克，白术 10 克，山腊梅叶 5 克。

做法：加适量水滚沸，冲泡成茶饮即可。

功效：祛湿、化痰、降脂。适用于痰湿型不孕症。

8. 玫瑰佛手粥

原料：粳米 100 克，佛手柑 30 克，玫瑰花 10 克，葱、姜、食盐少许。

做法：将佛手柑、玫瑰花洗净，用冷水浸泡半小时，捞出，沥干水分，加入适量冷水，煮沸约 5 分钟，滤去佛手柑及玫瑰花，将粳米放入汁中，用旺火煮开，放入葱、姜、食盐少许，改用小火熬煮成粥，再稍焖片刻，即可盛起食用。

功效：疏肝解郁。适用于肝郁型不孕症。

六、起居情志预防

不孕症治疗过程中所需检查较多，且治疗周期漫长，需医患双方共同努力，平时需注意以下几点。

1. 畅情志

备孕期间尽量避免出现悲观、怨恨、失落、愤怒等情绪，保持乐观向上的心态有助于受孕。

2. 节房事

助孕期间房事并非多多益善，平时可每周 1～2 次，排卵期时应 1～2 日 1 次，过多或过少均不利于受孕。

3. 慎起居

平时应避免久居潮湿阴冷之地；生活规律，不熬夜，不暴饮暴食，禁烟戒酒；根据天气添减衣物，避免伤风感冒，万一出现感冒、发热、咳嗽等症状，就诊时应向医生说明目前正在备孕，尽量选择孕妇可用的药物以免导致胎儿畸形。

七、预后康复

不孕症大多预后良好，如输卵管阻塞、多囊卵巢综合征、未破卵泡黄素化综合征等疾病经过中西医结合治疗大多能顺利孕育。然而，卵巢早衰、宫腔重度粘连等患者的助孕治疗仍效果不佳，需要进一步探索。

此外，大多数不孕症女性合并其他疾病，如多囊卵巢综合征、子宫内膜异位症等，成功怀孕并不是终点，中医认为，孕后需继续保胎，预防流产，是"治未病"思想的体现。

第四节　缺乳

一、简介概况

哺乳期间，产妇乳汁甚少或全无，称为缺乳，亦称乳汁不行或乳汁不足。

二、中医病因病机

本病的发病机制：一为化源不足；二为瘀滞不行。

1. 气血虚弱

素体气血虚弱，复因产时失血耗气，气血亏虚；或脾胃虚弱，气血生化不足，以致气血虚弱无以化乳，则产后乳汁甚少或全无。

2. 肝郁气滞

素性抑郁，或产后七情所伤，肝失条达，气机不畅，气血失调，以致经脉涩滞，阻碍乳汁运行，因而缺乳。

三、体质特点及相关疾病的检查

（一）体质特点

1. 气虚质

总体特征：元气不足，以疲乏、气短、自汗等气虚表现为主要特征。

形体特征：肌肉松软不实。

常见表现：平素语音低弱，气短懒言，容易疲乏，精神不振，易出汗，阴道子宫脱垂，乳汁量少、质稀，恶露色淡、持续时间长，乳房软，舌淡红、舌边有齿痕，脉弱。

心理特征：性格内向，不喜冒险。

对外界环境适应能力：不耐风、寒、暑、湿邪。

2. 阴虚质

总体特征：阴液亏少，以口燥咽干、手足心热等虚热表现为主要特征。

形体特征：体形瘦长。

常见表现：自觉发热，皮肤干燥，面颊潮红，眼干，口干咽燥，易失眠，大便干结，乳汁量少、质稠，恶露色深红，舌质红、苔少，脉细。

心理特征：性情急躁，外向好动。

对外界环境适应能力：平时不耐暑热、干燥，耐受冬季，不耐受夏季。

3. 气郁质

总体特征：气机郁滞，以神情抑郁、忧虑脆弱等气郁表现为主要特征。

形体特征：形体瘦者为多。

常见表现：常感到闷闷不乐、情绪低沉，易紧张、焦虑不安，多愁善感或容易受到惊吓，乳房及两胁部胀痛，胸闷，喜叹气，容易心慌、心跳快，喉部常有堵塞感或异物感，容易失眠，少腹胀痛，乳汁量少、质稠，乳房结块，泌乳不畅，恶露色暗红。

心理特征：性格内向不稳定，忧郁脆弱，敏感多疑。

对外界环境适应能力：对精神刺激适应能力较差，不喜欢秋冬天和阴雨天。

（二）相关疾病检查

若出现乳房胀痛明显，甚至发热，考虑乳腺炎，应进一步检查血常规、C-反应蛋白、乳腺超声，应配合抗生素抗感染治疗，必要时行手术治疗。

四、中医常用药物干预

缺乳有虚实两端。一般乳房柔软、乳汁清稀者，多为虚证；乳房胀硬而痛，乳汁浓稠者，多为实证。虚者补气养血，实者疏肝解郁，均宜佐以通乳之品。

1.气血虚弱证

临床表现：产后乳少，甚或全无，乳汁清稀，乳房柔软，无胀满感，神倦食少，面色无华，舌淡、苔少，脉细弱。

治法：补气养血，佐以通乳。

方药：通乳丹（人参、生黄芪、当归、麦冬、木通、桔梗、七孔猪蹄）。

中成药：偏血虚者可用养血当归胶囊、益血生胶囊，偏气虚者可用补中益气丸，气阴两虚者可用黄芪生脉饮。

2.肝气郁滞证

临床表现：产后乳汁涩少、浓稠，或乳汁不下，乳房胀硬疼痛，情志抑郁，胸胁胀闷，食欲不振，或身有微热，舌质正常、苔薄黄，脉弦细或弦数。

治法：疏肝解郁，活络通乳。

方药：下乳涌泉散（当归、川芎、天花粉、白芍、生地黄、柴胡、青皮、漏芦、桔梗、通草、白芷、皂角刺、王不留行、甘草）。

中成药：可选择逍遥丸。

五、饮食药膳

1. 饮食护理

应适当进行饮食调养，辨证后选择药物补养气血，多饮水，适量摄入肉类、蛋类、奶类及新鲜蔬果，忌食辛辣、生冷、滋腻之品。

2. 药膳

辨证选择日常药膳。

（1）气血虚弱证：宜食富有营养、易消化之品。可选用黄芪猪肝汤。原料：猪肝 500 克，黄芪 100 克。做法：猪肝切片，加入黄芪及适量水，煮至猪肝熟，吃猪肝、喝汤。内有实热者慎用。或猪蹄汤。原料：猪蹄 2 只，党参 20 克，当归 10 克，通草 10 克，黄芪 15 克。做法：先将猪蹄洗净、斩碎，加水同药一起炖至软烂，调味后吃肉喝汤。

（2）肝气郁滞证：不宜过饱，忌食肥甘厚腻之品。可选用鲫鱼汤：鲫鱼 1 条，除鳞甲和内脏，通草 6 克，佛手 10 克，共煮后调味，吃鱼喝汤。

六、起居情志预防

1. 起居护理

产后早接触、早吸吮、早开奶，尽量避免早期使用各种人工奶头及奶瓶；哺乳前可先热敷乳房，或轻柔按摩，刺激乳房分泌乳汁；喂奶前后母亲应洗手，并用温开水清洗乳头及乳房；哺乳时，母亲及新生儿均应选择最舒适的位置；穿戴合适的胸衣，保证充足的睡眠，不可过度劳累；根据天气添减衣物，汗出后及时擦干身体并更换衣裤，避免伤风感冒；乳房充盈时应及时排空乳房，避免乳腺炎。

2. 情志护理

产后易出现悲观、抑郁、焦虑情绪，保持身心舒畅才有利于乳汁分泌，若有严重的不良情绪，可进行心理咨询。

七、预后康复

产后缺乳治疗后大多预后良好，但有少数产妇因乳房发育不良导致乳汁分泌不足，经调整生活方式、中药调理等干预后仍无法做到纯母乳喂养，此时不应有愧疚、悲观、自卑心理，应正视现实，混合喂养的妈妈也充满母爱，混合喂养的宝宝也可以很健康。

第五节　妊娠恶阻

一、简介概况

妊娠早期，出现严重的恶心、呕吐、头晕、厌食，甚则食入即吐，称为妊娠恶阻，又称"妊娠呕吐""子病""病儿""阻病"等。本病是妊娠早期常见的病证之一，以恶心呕吐、头目眩晕、厌食为特点。治疗及时，护理得法，多数患者可迅速康复，预后大多良好。若仅见恶心、择食、偶有吐涎等，不作病论。

二、中医病因病机

本病的主要发病机制为冲气上逆、胃失和降。

1. 胃虚

胃气素虚，孕后经血停闭，血聚冲任养胎，冲脉气盛，夹胃气上逆，胃失和降，而致恶心呕吐。

2. 肝热

平素性躁多怒，郁怒伤肝，肝郁化热，孕后血聚冲任养胎，肝血更虚，肝火愈旺，加之冲脉气盛，冲气、肝火上逆犯胃，胃失和降，遂致恶心呕吐。

3. 痰滞

脾阳素虚，水湿不化，痰饮内停，孕后血聚冲任养胎，冲脉气盛，冲气夹痰饮上逆，以致恶心呕吐。

三、体质特点及相关疾病的检查

（一）体质特点

妊娠恶阻患者以气郁质、痰湿质、气虚质、阴虚质为主，具体表现如下。

1. 气郁质

总体特征：气机郁滞，以神情抑郁、忧虑脆弱等气郁表现为主要特征。

形体特征：形体瘦者为多。

常见表现：常感到闷闷不乐、情绪低沉，易紧张、焦虑不安，多愁善感或容易受到惊吓，乳房及两胁部胀痛，胸闷，喜欢叹气，容易心慌、心跳快，喉部常有堵塞感或异物感，容易失眠，月经后期，量多少不定，经期延长，少腹胀痛。

心理特征：性格内向不稳定，忧郁脆弱，敏感多疑。

对外界环境适应能力：对精神刺激适应能力较差，不喜欢秋冬和阴雨天。

2. 痰湿质

总体特征：痰湿凝聚，以形体肥胖、腹部肥满、口黏苔腻等痰湿表现为主要特征。

形体特征：体形肥胖，腹部肥满松软。

常见表现：面部皮肤油脂较多，多汗且黏，胸闷，痰多，口黏腻或甜，喜食肥甘甜黏，平素经行延后，月经量少，甚至闭经，带下量多、色白质黏，苔腻，脉滑。

心理特征：性格偏温和、稳重，多善于忍耐。

对外界环境适应能力：对梅雨季节及湿重环境适应能力差。

3. 气虚质

总体特征：元气不足，以疲乏、气短、自汗等气虚表现为主要特征。

形体特征：肌肉松软不实。

常见表现：平素语音低弱，气短懒言，容易疲乏，精神不振，易出汗，纳差，月经先期，月经量多，经期延长，痛经，经行泄泻等，舌淡红、舌边有齿痕，脉弱。

心理特征：性格内向，不喜冒险。

对外界环境适应能力：不耐受风、寒、暑、湿邪。

4. 阴虚质

总体特征：阴液亏少，以口燥咽干、手足心热等虚热表现为主要特征。

形体特征：体形偏瘦。

常见表现：手足心热，口燥咽干，鼻微干，喜冷饮，大便干燥，小便量少，月经先期，经期延长，经间期出血，经行口糜等，舌红少津，脉细数。

心理特征：性情急躁，外向好动，活泼。

对外界环境适应能力：耐冬不耐夏；不耐受暑、热、燥邪。

（二）相关疾病检查

1. 妇科检查

妊娠子宫。

2. 辅助检查

尿妊娠试验阳性，尿酮体阳性。为识别病情轻重，可进一步测定外周血红细胞计数、血细胞比容、血红蛋白、血酮体和血钾、钠、氯等电解质，必要时做血尿素氮、肌酐及胆红素测定，记录 24 小时尿量等，严重者检查眼底，了解有无视网膜出血。

四、中医常用药物干预

妊娠恶阻辨证着重从呕吐物的性状（色、质、味）及呕吐的时间，结合全身症状、舌脉综合分析，辨其寒热、虚实。呕吐清水清涎，口淡者，多属虚证；呕吐酸水或苦水，口苦者，多属实证、热证；呕吐痰涎，口淡黏腻者，为痰湿阻滞；吐出物呈咖啡色黏涎或带血样物者，则属气阴两亏之重症。本病的治疗原则，以调气和中、降逆止呕为主。用药注意浓煎、少量、频服，忌用升散之品。

1. 胃虚证

临床表现：妊娠早期，恶心呕吐，甚则食入即吐；脘腹胀闷，不思饮食，头晕体倦，怠惰思睡；舌淡、苔白，脉缓滑无力。

治法：健胃和中，降逆止呕。

方药：香砂六君子汤加味（人参、白术、茯苓、甘草、竹茹、陈皮、紫苏梗、砂仁、食凉茶、生姜、大枣、麦冬）。

中成药：可选择香砂养胃丸。

2. 肝热证

临床表现：妊娠早期，呕吐酸水或苦水；胸胁满闷，嗳气叹息，头晕目眩，口苦咽干，渴喜冷饮，便秘溲赤；舌红、苔黄燥，脉弦滑数。

治法：清肝和胃，降逆止呕。

方药：温胆汤加味（陈皮、制半夏、柴胡、茯苓、甘草、枳实、竹茹、黄芩、黄连、麦冬、芦根、生姜、玉竹）。

中成药：可选择左金丸。

3. 痰滞证

临床表现：妊娠早期，呕吐痰涎；胸膈满闷，不思饮食，口中淡腻，头晕目眩，心悸气短；舌淡胖、苔白腻，脉滑。

治法：化痰除湿，降逆止呕。

方药：青竹茹汤加味（竹茹、陈皮、茯苓、半夏、藿香、生姜、砂仁、紫苏梗、食凉茶）。

药膳：可选用我院中药代茶饮畲药食凉茶，每日3～5克泡服，代茶饮。

4. 气阴两亏证

临床表现：呕吐不止，不能进食，进而导致阴液亏损、精气耗散，出现精神萎靡、形体消瘦、眼眶下陷、双目无神、四肢无力；严重者，出现呕吐带血样物，发热口渴，尿少便秘，唇舌干燥，舌红、苔薄黄或光剥，脉细滑数无力等严重症状。

治法：益气养阴，和胃止呕。

方药：生脉散加味（人参、麦冬、五味子、山药、莲子）合增液汤加味（玄参、麦冬、生地黄、乌梅、竹茹、芦根、天冬、石斛）。

中成药：可选择生脉饮口服液。

除中药口服外，还有针灸、腕踝针、揿针、中药穴位贴敷治疗，常用穴位有足三里、内关、神阙、合谷等；耳穴封闭、耳穴压豆治疗，常用穴位有肾、内分泌、交感穴等；闻香疗法、中药香囊，常用中药有半夏、生姜、紫苏叶、鲜芫荽、砂仁、陈皮、生姜等。

五、饮食药膳

1. 饮食护理

饮食宜清淡、易消化，少量多餐，多食含优质蛋白、纤维素、维生素 B$_1$ 的食物。可选用柠檬、苹果等止吐、缓解症状；牛奶等保护胃黏膜；香蕉、猕猴桃等通便。适当多喝水以补充流失的水分，餐前可进食少量生姜汁以温胃散寒止呕。可用形、色、味各异的食物，来提高孕妇的食欲。忌食肥肉、内脏等肥甘厚味，洋葱、红薯等产气，花椒、大蒜等辛辣之品。

2. 药膳

辨证选择日常药膳。

（1）胃虚证：饮食以清淡、高蛋白、易消化为原则。可食用面包、麦片、玉米饼、生姜、紫苏、扁豆、苏打水等健脾和胃的食物。药膳可选择清蒸砂仁鱼：做法为砂仁 5 克，鲤鱼 750 克，鱼去鳞、腮、内脏，洗净，将砂仁及葱、姜、蒜、盐各少许装入鱼腹，用水淀粉封口，紧盖碗内，隔水蒸熟，佐餐食，每日食 1～2 次。

（2）肝热证：饮食宜清淡、富营养，可食用陈皮、乌梅、甘蔗、麦芽、粟米、柠檬。药膳可选择生姜乌梅饮：做法为乌梅肉、生姜各 10 克，红糖少量，加水 500 毫升，小火煎至 200 毫升即可，每次服 100 毫升，每日 2 次。芫荽鱼片汤：做法为鲜芫荽 50 克，鳙鱼肉 100 克，鲜紫苏叶、生姜各 10 克，食盐、生油、酱油、味精各适量，鲜芫荽切碎，鲜紫苏叶切细丝；生姜切细丝；鱼肉切薄片，用适量食盐、生油、姜丝、紫苏叶丝、酱油拌匀，腌制约 10 分钟，锅内放清水适量，煮沸，放入腌制过的鱼片，小火煮至刚熟，加入芫荽及适量食盐、味精即可，随量饮用。

（3）痰滞证：饮食宜清淡、易消化，忌食生冷寒凉、肥甘厚腻之品。可食用陈皮、茯苓、生姜、鲤鱼、砂仁、苹果、刀豆等。药膳可选用陈蔻二豆汤：做法为扁豆 50 克，黄豆 100 克，陈皮 6 克，白豆蔻 3 克，食盐少许，扁豆、黄豆加水煮汤，待豆熟后加入陈皮、白豆蔻煮沸，去陈皮、白豆蔻，加食盐调味即可，食豆饮汤，随量饮用。

（4）气阴两亏证：饮食宜清淡，忌温燥伤阴耗气之品，可食用牛奶、豆浆、百合、荸荠、山药、莲子、枸杞、西洋参；忌食羊肉、狗肉及油炸、烧烤之品。药膳可选用山药半夏莲子粥：做法为生山药 30 克，制半夏 6 克，莲子 20 克，白糖适量，生山药研为细末，莲子去心研为细末，制半夏淘洗数遍至无味；制半夏入砂锅，加清水适量，小火煮 45 分钟，去渣，取汁 100 毫升，调入生山药末、莲子末，煮四五沸至呈粥糊状，加白糖调味即可，每日服 1 剂。

六、起居情志预防

1. 起居护理

改善不良的生活嗜好，早睡早起，生活规律，进食后不要立即躺下；房间保持通风，避免引起症状的感官刺激，如气味、高温、潮湿、噪声等，餐后刷牙，经常清洁口腔对缓解症状有帮助；适量运动，如到室外散步、打太极拳、做孕妇保健操等，强健体格，保持大便通畅，减轻早孕反应。

2. 情志护理

本病的发生与精神因素密切相关，患者应保持乐观的情绪，避免精神刺激。孕妇可通过自学或参与健康教育讲座、参加孕妇学校课程等，了解、掌握一些相关知识，对早孕反应的实质有清晰的认知，从而减轻心理负担。孕妇的思想顾虑在家人无微不至的关心下能有效解除，从而增强其信心。如果负面情绪比较严重，可以根据实际情况，通过聊一些孕妇比较感兴趣的话题、进行一些胎教、运用呼吸放松法、冥想等，有效分散注意力，缓解痛苦，使孕妇的心情处于轻松、愉快的状态。

七、预后康复

妊娠恶阻属于临床常见病，本病经及时治疗，绝大多数可以很快改善并随着妊娠进展而自然消退，且无长期后遗症。研究认为，妊娠期剧吐孕妇的子代出现低出生体重的风险并未增加，且围产儿结局与无妊娠剧吐者相比也无显著差异。所以准妈妈们一定不要过度紧张、焦虑、烦躁或抑郁。若体温升高达 38℃以上，心率超过 120 次／分钟，出现持续黄疸或持续蛋白尿，精神萎靡不振，应及时考虑终止妊娠。中医药在治疗此病上优势凸显，中医从整体观念出发，运用辨证论治的方法从疾病病机着手进行治疗，直击疾病源头所在，达到理想的效果。中医学历来重视孕期饮食调养，中医辨证药膳食疗对调节脏腑气血、缓解临床症状、保胎安胎有很好的疗效。同时，进行起居情志的调护，短时间内减缓了症状，让孕妇建立了战胜疾病的自信心，提高了生活质量及孕期的舒适感和幸福感。

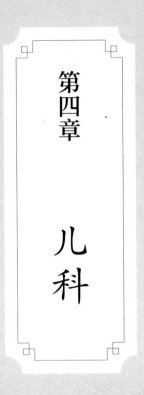

第四章

儿科

第一节　咳嗽

一、简介概况

凡因感受外邪或脏腑功能失调，影响肺的正常宣肃功能，造成气机上逆作咳、咳吐痰涎的，即称咳嗽。本证相当于西医学所称的气管炎、支气管炎、慢性鼻炎、慢性咽炎。古代关于本病的认识较为全面，从临床症状、病机、治则到方药均有详细记载。目前，咳嗽在临床上发病率较高，冬春季节及寒温不调之时尤为多见，多发生于幼儿。咳嗽作为一种症状，可见于诸多疾病中，当咳嗽以突出的主症出现时，方可称为咳嗽。

二、中医病因病机

本病的主要外因是感受外邪，以风邪为主，而肺、脾虚弱是其主要内因。病位主要在肺、脾，但也有些咳嗽是由肾虚或内热导致的气逆。

感受外邪主要为感受风邪。小儿冷暖不知自调，风邪致病，首犯肺卫。肺主气、司呼吸，肺为邪侵，壅阻肺络，气机不宜，肃降失司，肺气上逆，则为咳嗽。风为百病之长，常夹寒夹热，而致临床有风寒、风热之区别。

内伤病因主要是小儿脾虚生痰、上贮于肺，致肺之清肃失司而发为咳嗽；或禀赋不足、素体虚弱，若外感咳嗽日久不愈，进一步耗伤气阴，发展为内伤咳嗽。

小儿咳嗽病因虽多，但其发病机制一致，皆为气机上逆、宣肃失司而成。外感咳嗽病起于肺；内伤咳嗽可因肺病迁延，也可由他脏先病累及肺所致。其病理因素主要为痰与虚。外感咳嗽为六淫之邪，侵袭肺系，致肺气壅遏不宣，清肃之令失常，痰液滋生。内伤多为脾虚生痰，痰阻气道，影响肺气出入，致气逆作咳。若小儿肺脾两虚，气不化津则痰湿更易滋生。若痰湿蕴肺，遇感引触，转从热化，则可出现痰热咳嗽。小儿禀赋不足，素体虚弱，若外感咳嗽日久不愈，可耗伤气阴，发展为肺阴耗伤或肺脾气虚之证。

三、体质特点

咳嗽多继发于感冒之后，常因气候变化而发生，好发于天气突变的时节。这类儿童多是平素消化功能不足，存在挑食、便秘、食欲不佳、夜睡不安、时而容易饥饿、时而胃口不佳。这类儿童特别容易在外出游玩或美餐一顿后就出现发热，继而咳嗽。

这类儿童主要的体质特点就是脾胃虚弱，对食物的处理能力下降，一旦食入平时不常吃的食物就极易出现积食。此类儿童脾胃不足则气血不旺，卫外能力低下，一般在人群聚集的地方，尤其是其他儿童聚集的地方，极易被细菌、病毒感染。此类儿童体质不足，一般在剧烈的户外活动出现汗出后，极易打破极为脆弱的体质平衡，导致体内的阴阳出现明显的不足，或者阴虚或者阳虚，在病毒的影响和外在风寒等的变化下，更是极易出现感冒。同时因为内在的积食不消进一步加重了体质的下降。内在的积食伴阴阳的不平衡，加上外在的病毒及风寒等影响，用药极易不能治愈疾病，特别容易出现用药后咳嗽。这种咳嗽随着治疗，逐步由外感转变为内伤，由风寒、风热感冒的咳嗽转变为痰湿燥热的咳嗽。

1. 气虚质

总体特征：元气不足，以疲乏、气短、自汗等气虚表现为主要特征。

形体特征：肌肉松软不实。

常见表现：平素语音低弱，气短懒言，容易疲乏，精神不振，易出汗，舌淡红、舌边有齿痕，脉弱。

心理特征：性格内向，不喜冒险。

对外界环境适应能力：不耐受风、寒、暑、湿邪。

2. 痰湿质

总体特征：痰湿凝聚，以形体肥胖、腹部肥满、口黏苔腻等痰湿表现为主要特征。

形体特征：体形肥胖，腹部肥满松软。

常见表现：面部皮肤油脂较多，多汗且黏，胸闷，痰多，口黏腻或甜，喜食肥甘甜黏，苔腻，脉滑。

心理特征：性格偏温和、稳重，多善于忍耐。

对外界环境适应能力：对梅雨季节及湿重环境适应能力差。

四、中医常用药物干预

一般在此类儿童的干预上，内外一起考虑最为稳妥。大多数医师及家长都理解感冒及发热、发炎的治疗步骤，但是对于内在积食、痰湿等导致的影响却难以认识到。

1. 外感咳嗽

（1）风寒咳嗽

临床表现：咳嗽频作，咽痒声重，痰白清稀，鼻塞流涕，恶寒少汗，或有发热头痛、全身酸痛，舌苔薄白，脉浮紧，指纹浮红。

治法：散寒宣肺。

方药：金沸草散加减（金沸草顺气止咳，前胡、荆芥解散风寒，细辛温经发散，半夏燥湿化痰，茯苓利水除痰）。

（2）风热犯肺

临床表现：咳嗽不爽，痰黄黏稠，不易咳出，口渴咽痛，鼻流浊涕，伴有发热头痛、恶风、微汗出，舌质红、苔薄黄，脉浮数，指纹红紫。

治法：疏风肃肺。

方药：桑菊饮（桑叶、菊花疏散风热，薄荷、连翘辛凉透邪、清热解表，杏仁、桔梗宣肺止咳，芦根清热生津，甘草和中）。

2. 内伤咳嗽

（1）痰热咳嗽

临床表现：咳嗽痰黄，黏稠难咳，面赤唇红，口苦作渴，或有发热、烦躁不宁，尿少色黄，舌红、苔黄腻，脉滑数，指纹色紫。

治法：清肺化痰。

方药：清宁散加减（桑白皮、前胡、瓜蒌皮、葶苈子肃肺降逆，茯苓、浙贝母、车前子祛痰镇咳，黄芩、鱼腥草清肺解热，甘草和中）。

（2）痰湿咳嗽

临床表现：咳嗽重浊，痰多壅盛、色白而稀，胸闷纳呆，苔白腻，脉濡。

治法：化痰燥湿。

方药：二陈汤合三子养亲汤（陈皮、半夏利气化痰，茯苓、甘草调脾化湿，紫苏子、莱菔子、白芥子肃肺化痰）。

（3）阴虚咳嗽

临床表现：干咳无痰，或痰少而黏，不易咳出，口渴咽干，喉痒声嘶，手足心热，或咳嗽带血、午后潮热，舌红少苔，脉细数。

治法：滋阴润肺，兼清余热。

方药：沙参麦冬汤加减（南沙参清肺火、养肺阴，麦冬、玉竹清热润燥，天花粉、生扁豆清胃火、养胃阴，桑叶宣肺，生甘草清火和中）。

（4）气虚咳嗽

临床表现：咳而无力，痰白清稀，面色苍白，气短懒言，语声低微，喜温畏寒，体虚多汗，舌质淡嫩，脉细少力。

治法：健脾补肺，益气化湿。

方药：六君子汤加味（党参补气益胃，白术、茯苓健脾化湿，甘草和中养胃，陈皮、半夏燥湿化痰）。

五、饮食药膳

此类儿童的体质特点及咳嗽的主要因素决定了在饮食上需要有明确的选择。

首先，但凡有着明显感冒症状的儿童，比如鼻塞、流涕、发热等。无论是不是咳嗽，都应该立即禁止食用水果等生冷食物。应该以极易消化为能量的食物为主，如稀饭、馒头、面包、蔬菜、豆类、少量的牛奶。发热的儿童不宜食鸡蛋。

其次，由于此类儿童在体质上脾胃明显不足，对于鱼、虾、蟹等海鲜极易存在过敏的可能，所以在咳嗽期间应该禁止食用。

在治疗咳嗽期间，可以制作少量药膳作为辅助，以提升脾胃功能，加速疾病的痊愈。如干咳厉害，同时喜爱饮水的儿童可以用山药粥作为辅助，滋阴的同时健脾；痰多明显的儿童可以制作橘皮茯苓粥，加强健脾消食化痰的能力。

常用处理方法如下。

（1）紫苏、陈皮各 10 克，白萝卜汁 12 克。加水 120 毫升，煎成 60 毫升，加红糖 10 克，趁热温服。用于风寒咳嗽（鼻塞、流清涕）。

（2）枇杷叶、桑白皮各 10 克，桔梗、白前各 6 克。水煎服。用于痰热咳嗽（黄鼻涕及黄色痰液）。

（3）鱼腥草 60 克，杏仁 10 克，桔梗 12 克。水煎服。用于痰热咳嗽（黄鼻涕及黄色痰液）。

（4）川贝母 6 克，雪梨 1 个，冰糖 15 克。蒸服。用于阴虚咳嗽（干咳为主，或有大便干燥）。

此类儿童因为体质复杂，往往治疗耗时较长，咳嗽不易治愈，因此预防及改善体质才是针对此类儿童最佳的方法。

在预防的饮食药膳方面，大致分为以下三类。

（1）体质偏寒：手足冷，大便不成形。

玉屏风茶剂：以黄芪 10 克，白术 10 克，防风 3 克，每日煮水代替日常饮水，连续 15 日为一阶段。

黄芪粥：以黄芪 60 克，煮水 500 毫升，再以此黄芪水加入大米或者小米熬制稀粥，隔日 1 次，半个月为一阶段。

（2）体质偏热：大便干燥，多汗，舌红，扁桃体肥大。

玉竹稀饭：玉竹 50 克，煮水 500 毫升，再以此玉竹水加入大米或者小米熬制稀粥，隔日 1 次，半个月为一阶段。

乌梅二豆饮：乌梅 5 个，绿豆及黑豆各 1 把，煮水，加入少许冰糖，每日一壶，半个月为一阶段。

（3）体质偏积食：晨起口臭明显，大便多日 1 次。

冬季白萝卜汤：可以隔日吃 1 次。

夏季酸梅汤：乌梅 5 个，山楂 15 克，陈皮 10 克，麦芽

10 克，甘草 5 克，煮水代饮料，夏季常用，消暑健胃消食。

六、起居情志预防

起居上，此类儿童由于免疫力低下，因此要有别于正常儿童。天气突变的时候，及时添加衣物，尤其是阴雨寒凉的季节，以保持手足温暖作为依据。体内有热、积食的儿童则需要注意在炎热季节及时补充水分，补水的同时尽量加入酸甜的食物，有助于预防内热。

情志上，此类儿童体质娇嫩，不宜过于兴奋和哭闹，家长应该给予耐心的引导，兴奋过度时及时减少对应的刺激因素，防止对娇嫩的身体平衡造成影响。过于兴奋和大笑，会导致体内的气血急剧减少，易被风寒等因素影响导致感冒。过于哭闹会导致肺部及咽喉的防御力下降，易感染病毒及细菌。对于电视等节目要有选择地给予观看，一些幼儿明显害怕的节目应立即停止观看，恐惧会明显导致儿童的先天不足，不仅影响体质的免疫力，严重的还会导致遗尿、夜啼等生长发育异常的情况出现。

七、预后康复

儿童的天性在于生长发育极快，大多数儿童具有极强的自愈性，因此只要能加强其脾胃的消化能力，预后是良好的。

康复方面，一般 6 岁以下儿童多适宜小儿的推拿按摩，这是一种极为保健的治疗干预，具有非常好的预防性。同时可以避免吃药、打针的痛苦。推拿按摩对于幼儿来讲是一种非常舒服的健康保养方式。只要在推拿中严格保持我们前面提到的食物禁忌，一般 2～3 个月后幼儿体质就会有明显增强。

第二节　厌食

一、简介概况

厌食指小儿较长时间不思进食、厌恶摄食的一种病证。本病古代的记载较少。目前，本病在儿科临床上发病率较高，尤其在城市儿童中多见。好发于 1～6 岁的小儿。厌食指以厌恶摄食为主症的一种小儿脾胃病证，若是其他外感、内伤疾病中出现厌食症状，则不属于本病。

二、中医病因病机

形成本病的病因较多。小儿时期脾常不足，加之饮食不知自调，挑食、偏食，好吃零食，食不按时，饥饱不一；或家长缺少正确的喂养知识，婴儿期喂养不当，乳食品种调配、变更失宜；或纵儿所好，杂食乱投，甚至滥进补品，均易损伤脾胃。也有原本患其他疾病致脾胃受损，或先天脾胃薄弱，加之饮食调养护理不当而成病。因此，本病多由于饮食不节、喂养不当而致病；此外，他病失调、脾胃受损，先天不足、后天失养，暑湿熏蒸、脾阳失展，情志不畅、思虑伤脾等，均可以形成本病。

厌食的病变脏腑在脾胃，发病机制总在脾运胃纳功能的失常。胃司受纳，脾主运化，脾胃调和，则口能知五谷饮食之味。小儿由于以上各类病因，易造成脾胃受损、运纳功能的失常。因病因、病程、体质的差异，证候又有脾运功能失健为主与脾胃气阴不足为主的区别。厌食为脾胃轻症，多数患儿病变以运化功能失健为主，虚象不著，因饮食喂养不当，或湿浊、气滞困脾，脾气失展，胃纳不开。部分患儿素体不足，或病程较长，表现为虚证，有偏气虚、偏阴虚者。脾为阴土，喜燥而恶湿，得阳则运；胃为阳土，喜润而恶燥，以阴为用。故凡脾气、胃阴不足，皆能导致受纳、运化失职而厌食。

三、体质特点

1. 气虚质

总体特征：元气不足，以疲乏、气短、自汗等气虚表现为主要特征。

形体特征：肌肉松软不实。

常见表现：平素语音低弱，气短懒言，容易疲乏，精神不振，易出汗，舌淡红、舌边有齿痕，脉弱。

心理特征：性格内向，不喜冒险。

对外界环境适应能力：不耐受风、寒、暑、湿邪。

特点：长期不思进食，厌恶摄食，食量显著少于同龄正常儿童。可有嗳气、泛恶、脘痞、大便不调等症，或伴面色少华、形体偏瘦、口干喜饮等症，但精神尚好，活动如常。排除其他外感、内伤慢性疾病。

2. 痰湿质

总体特征：痰湿凝聚，以形体肥胖、腹部肥满、口黏苔腻等痰湿表现为主要特征。

形体特征：体形肥胖，腹部肥满松软。

常见表现：面部皮肤油脂较多，多汗且黏，胸闷，痰多，口黏腻或甜，喜食肥甘甜黏，苔腻，脉滑。

心理特征：性格偏温和、稳重，多善于忍耐。

对外界环境适应能力：对梅雨季节及湿重环境适应能力差。

厌食患儿一般症状不多，辨证要区别是以运化功能改变为主，还是以脾胃气阴不足之象已现为主。脾运失健证除厌食主症外，其他症状不多，无明显虚象。脾胃气虚证伴面色少华、形体偏瘦等气虚征象；脾胃阴虚证伴口舌干燥、食少饮多等阴虚征象。若因症状不多而辨证困难时，可重点从舌象分析证候。

四、中医常用药物干预

本病治疗，以脾健不在补、贵在运为原则。宜以轻清之剂解脾气之困，拨清灵脏气以恢复转运之机，使脾胃调和、脾运复健，则胃纳自开。脾运失健证，固当以运脾开胃为主治。若是脾胃气虚证，亦当注意健脾益气而不壅补碍胃，同时佐以助运开胃之品；若是脾胃阴虚证，亦当注意益阴养胃而不滋腻碍脾，同时适加助运开胃之品。在药物治疗的同时应注重饮食调养，纠正不良的饮食习惯，才能取得效果。

（一）中药汤剂

1. 脾运失健证

临床表现：厌恶进食，饮食乏味，食量减少，或有胸脘痞闷、嗳气泛恶，偶尔多食后脘腹饱胀，大便不调，精神如常，舌苔薄白或白腻。

治法：调和脾胃，运脾开胃。

方药：不换金正气散加减（苍术、藿香燥湿运脾，陈皮、砂仁理气助运，鸡内金、焦山楂开胃消食）。

2. 脾胃气虚证

临床表现：不思进食，食不知味，食量减少，形体偏瘦，面色少华，精神欠振，或有大便溏薄、夹不消化物，舌质淡、苔薄白。

治法：健脾益气，佐以助运。

方药：异功散加味（党参、茯苓、白术、甘草健脾益气，佐以陈皮理气助运、焦建曲消食助运）。

3. 脾胃阴虚证

临床表现：不思进食，食少饮多，口舌干燥，大便偏干，小便色黄，面黄少华，皮肤失润，舌红少津、苔少或花剥，脉细数。

治法：滋脾养胃，佐以助运。

方药：养胃增液汤加减（沙参、石斛、玉竹滋脾养胃，乌梅、白芍、甘草酸甘化阴。佐以香橼皮理气助运而不过于温燥，谷芽、麦芽和中开胃而不过于消削）。

（二）中成药剂

1. 保和丸

每次1丸，每日2～3次。用于脾运失健证。

2. 参苓白术散

每次10毫升，每日3次。用于脾胃气虚证。

（三）推拿疗法

推补脾经3分钟，揉一窝风3分钟，分阴阳2分钟，逆运内八卦3分钟，推四横纹4分钟，清天河水2分钟。每日1次，14日为1个疗程。用于脾运失健证。

五、饮食药膳

1. 山楂汤

原料：山楂 100 克，冰糖适量。

做法：山楂冲洗干净，去核切片，放入锅中，加清水，煮约 20 分钟，调以冰糖进食。

功效：本品有消食化积的功效。适用于食滞不化、肉积不消、积滞腹痛。

说明：本品方名为后补。原方用于食肉不消、积滞腹痛，为治疗肉食积滞常用方。饮食不节，过食油腻肉食，伤害脾胃，运化失常，而成积滞，法宜消食化积。本品单用山楂一味，消食化积、助脾健胃，尤擅消油腻肉食积滞，而为肉食积滞常用方。

2. 陈皮粥

原料：橘皮 50 克，粳米 100 克。

做法：橘皮研细末备用。粳米淘洗干净，放入锅内，加清水，煮至粥将成时，加入橘皮，再煮 10 分钟即成。

功效：本品有理气运脾的功效。适用于中焦气滞、脾失健运、脘腹胀满、不思饮食。

说明：本品原用于脾气不运、食物作胀，为理气运脾常用方。中焦气滞、脾失健运，则见脘腹胀满，法宜理气运脾。方中以橘皮为主，理气调中，健脾助运；以粳米为辅佐，补气健脾，合用而成理气运脾之方。本品偏于温燥，气滞偏寒者尤宜。橘皮也可用蜜饯——橘饼代替。《寿亲养老新书》以本品加苎麻根、良姜末煮粥，名"陈橘皮粥"，分早晚空腹进食，用于"妊娠冷热气痛连腹不可忍"。本品辛散温燥，故气虚吐血及阴虚燥咳者不宜食用。

3. 荸荠猪肚羹

原料：荸荠250克，猪肚1个，黄酒、生姜各适量。

做法：荸荠去皮，冲洗干净备用。猪肚擦洗干净备用。荸荠放入猪肚内，以针线缝合。猪肚放入砂锅中，加清水、黄酒、生姜，旺火烧沸后转用小火煮。煮至半熟时，以不锈钢针在猪肚上刺若干小孔，再继续用小火煮至糜烂即成。

功效：本品有消痞积、健脾胃的功效。适用于痞积、腹满胀大、食不消化。

说明：本品方名为后补。原用于腹满胀大，为治疗痞积常用方。脾胃升降失常、痰食交阻、气机不利，则见痞积，法宜消痞积、健脾胃。方中以荸荠为主，消痞化积；以猪肚为辅，补气健脾。两者合用，一消一补，消中有补，使祛邪而不伤正，对于痰食痞结于中而致脾胃虚弱者尤为适宜。本品加工时不宜用盐。

六、起居情志预防

对儿童，尤其是婴幼儿，要注意饮食调节，掌握正确的喂养方法，饮食起居按时、有度。对先天不足，或后天病后脾弱失运的患儿，要加强饮食、药物调理，使之早日康复。

七、预后康复

厌食矫治，不可单纯依赖药物。必须纠正不良的饮食习惯，如贪吃零食、偏食、挑食、饮食不按时等。注意少进甘肥厚味、生冷干硬之类食品，更不能滥服补品、补药等。食物不要过于精细，鼓励患儿多吃蔬菜及粗粮。对患儿喜爱的某些简单食物，如豆腐乳、萝卜干等，应允其进食，以诱导开胃。

第三节 儿童多动综合征

一、简介概况

儿童多动综合征又称轻微脑功能障碍综合征（minimal brain dysfunction syndrome, MBD），是儿童时期一种较常见的行为异常性疾患。患儿智力正常或接近正常，以难以控制的动作过多、注意力不集中、情绪不稳、冲动任性，并有不同程度学习困难为临床特征。本病男孩多于女孩，好发年龄为 6～14 岁。国内外文献报道，本病发病率占学龄儿童的 5%～10%。发病与遗传、环境、产伤等有一定关系。

二、中医病因病机

先天禀赋不足，产时或产后损伤，或后天护养不当、病后失养，忧思惊恐过度等为主要发病原因。

本病病位涉及心、肝、脾、肾，病理性质为本虚标实，阴虚为本，阳亢、痰浊、瘀血为标。《素问·生气通天论》说："阴平阳秘，精神乃治。"人的精神情志活动正常，有赖于人体阴阳的平衡。而人的行为变化，又常呈阴静阳躁，动静平衡必须阴平阳秘才能维持。因此，阴阳平衡失调为本病的主要发病机制。小儿稚阴稚阳，先天禀赋不足，后天失于调护，稍有感触，即易阴阳偏颇、阴虚阳亢、阳动无制。心主血藏神，心阴不足，则心火有余，而出现心神不宁、多动不安；肝体阴而用阳，在志为怒，肝肾阴虚，肝阳上亢，则致注意力不集中、性情冲动执拗；脾为至阴之脏，性静，脾失濡养，则静谧不足，兴趣多变，言语冒失，心思不定，不能自控；肾为先天之本，肾精不足、脑海不充则神志不聪而善忘。

三、体质特点及相关疾病的检查

7岁以前起病，病程持续半年以上。注意力涣散，上课时思想不集中，坐立不安，喜欢做小动作，活动过度。情绪不稳，冲动任性，动作笨拙。学习成绩不稳定，但智力正常或接近正常。体格检查动作不协调，如翻手试验、指鼻和指指试验阳性。

四、中医常用药物干预

本病病情有轻重之别。轻者多动多语，侵扰他人，烦躁不宁，不听命令，不守纪律；重者惹是生非，打架斗殴，不知危险，任性冒失，易发生意外，不但直接影响学习，甚至导致少年犯罪，成为社会问题。

本病辨证，当审其虚实，并结合脏腑辨证。多动多语，神思涣散，动作笨拙，遇事善忘，思维较慢，形瘦少眠，面色少华为虚证之象：伴易怒，五心烦热，口干唇红，颧红盗汗为肝肾阴虚；伴面黄不泽，身疲乏力，纳呆便溏为心脾两虚。多动任性，易于激动，口干喜饮，胸闷脘痞，唇红口臭，小便黄赤浑浊，舌苔黄腻，为实证之象，多为湿热内蕴、痰火扰心所致。有产伤、脑外伤，伴舌紫面暗、脉涩者，为正虚夹瘀或痰瘀互结。

治疗以调和阴阳为根本治则。肝肾阴虚者，治以滋阴潜阳；心脾两虚者，治以补益心脾；痰火内扰者，治以清热涤痰；虚实夹杂者，治以攻补兼施，急则治其标，缓则治其本，或标本兼顾。治疗时要注意安神益智，常配入远志、石菖蒲、龟板、龙骨等药。除服药外，还应注意心理方面的疏导，医师、家长、老师密切配合，耐心教育。

1. 肝肾阴虚证

临床表现：神思涣散，烦躁多动，冲动任性，难以自控，睡眠不安，遇事善忘，五心烦热，口干唇红，形体消瘦，颧红盗汗，大便干结，舌红少津、苔少，脉弦细数。

治法：滋养肝肾，潜阳定志。

方药：杞菊地黄丸加减（熟地黄、山茱萸、山药、枸杞滋肾养肝，菊花、牡丹皮、白蒺藜平肝潜阳，青龙齿、远志、龟板宁神定志）。

加减：暴躁多动，哭闹毁物者，加龙胆草、山栀、青黛以平肝泻火；不寐健忘者，加酸枣仁、柏子仁、益智仁以安神益智；夜寐盗汗者，加浮小麦、龙骨、牡蛎以敛汗固涩；大便秘结者，加火麻仁以润肠通便。

2. 心脾两虚证

临床表现：神思涣散，多动不安，动作笨拙，情绪不稳，头晕健忘，思维缓慢，面色萎黄，神疲乏力，多梦少寐，食欲不振，大便溏泄，舌淡苔白，脉细弱。

治法：补益心脾，养血安神。

方药：归脾汤合甘麦大枣汤加减（炙甘草、党参、白术、黄芪益气健脾，当归、大枣、龙眼肉、淮小麦补益心血，茯神、酸枣仁、远志安神定志）。

加减：思想不集中者，加益智仁、龙骨以养心敛神；夜寐不安者，加五味子、夜交藤以养血安神；记忆力差、动作笨拙、舌苔厚腻者，加半夏、陈皮、九节菖蒲以化痰开窍。

3. 痰火内扰证

临床表现：神思涣散，多语哭闹，任性多动，易于激动，胸闷脘痞，喉间痰多，夜寐不安，目赤口苦，小便黄赤，大便秘结，舌质红、苔黄腻，脉滑数。

治法：清热涤痰，安神定志。

方药：黄连温胆汤加减（半夏、陈皮、枳实、茯苓化痰行气，胆南星、天竺黄、竹茹清化痰热，黄连、牡丹皮、连翘清热泻火，石菖蒲、郁金、珍珠母安神定志）。

加减：食欲不振、胸闷恶心者，加莱菔子、谷麦芽、苏梗以行气消积助运；大便秘结者，加礞石、玄明粉、生大黄以泻火通便；面色晦暗、舌有瘀斑、脉涩、有产伤及外伤史者，加桃仁、红花、川芎以活血散瘀。

五、饮食药膳

（1）桑椹子鲜果 10～15 克，或干果 5～8 克，嚼服。10～15 日为 1 个疗程，服 2～3 个疗程，每两个疗程之间停服 1 周。本品甘平，滋肝肾，充血液，生津止渴，聪耳明目，安魂镇魄，长精神，久服无弊。用于肝肾阴虚或心脾两虚证。

（2）猪脊髓，淡盐蒸服适量。久服益肾精，补脑髓。用于肝肾阴虚证。

（3）龙眼肉 500 克（鲜品更佳），白糖 50 克。将龙眼肉放入碗中，加白糖，反复蒸晾 3 次，使色泽变黑，将龙眼肉再拌以少许白糖装瓶备用。每次 4～5 颗，每日 2 次，连服 7～8 日。用于心脾两虚证。

六、起居情志预防

加强围产期保健，防止妊娠期疾病及产伤，不得近亲婚配。婴儿出生后注意饮食调理，增强体质。努力营造一个和谐、温馨的家庭和社会环境。合理安排作息时间，养成良好的生活及学习习惯。对待患儿要循循善诱、耐心教导，调其情志，切不可歧视、打骂。给予患儿良好的教育和正确的心理疏导，不可在精神上施加压力，以免引起对立情绪。饮食宜清淡而富有营养，忌多食甜品及肥腻辛辣之品。

七、预后康复

本病预后良好，绝大多数患儿到青春期逐渐好转而痊愈。

第四节　生长发育迟缓

一、简介概况

发育是指功能的分化和心理、智力和体力的不断完善、发展等。而经典的儿童发育迟缓是发育性残疾的一种，特指5岁以下儿童在粗大或精细运动、语言或言语、认知、社会或个人、日常活动能力等发育领域中存在2个或2个以上的明显落后，达到脑发育里程碑的相应时间落后于同龄儿2个或2个以上标准差。而目前临床上诊断的发育迟缓则比较广泛，既包括上述经典的儿童发育迟缓，也包括单纯智力发育迟缓、单纯运动发育迟缓、单纯语言发育迟缓、单纯心理发育迟缓和单纯体格（生长）发育迟缓等。

在中医角度，生长发育迟缓可归于"五迟、五软"中的"五迟"范畴。五迟是指立迟、行迟、语迟、发迟、齿迟，五软是指头项软、口软、手软、足软、肌肉软，均属于小儿生长发育障碍病证。五迟以发育迟缓为特征，五软以痿软无力为主症，两者既可单独出现，也常互为并见。

二、中医病因病机

五迟、五软的病因主要是先天禀赋不足，亦有属后天失于调养者。先天因素为父精不足，母血气虚，禀赋不足；或母孕时因患病、药物受害等不利因素遗患胎儿，以致早产、难产，生子多弱，先天精气未充，髓脑未满，脏气虚弱，筋骨肌肉失养而成。后天因素为小儿生后，护理不当；或平素乳食不足，哺养失调；或体弱多病；或大病之后失于调养，以致脾胃亏损，气血虚弱，筋骨肌肉失于滋养所致。

五迟、五软的病机为五脏不足、气血虚弱、精髓不充，导致生长发育障碍。

肾主骨，肝主筋，脾主肌肉，人能站立行走，需要筋骨肌肉协调运动。若肝、脾、肾不足，则筋骨肌肉失养，可出现立迟、行迟；头项软而无力，不能抬举；手软无力，下垂，不能握举；足软无力，难于行走；脾胃运化之力弱，无法散精于脏腑，生发之力不足，身高、体重增长缓慢。齿为骨之余，若肾精不足，可见牙齿迟出。发为血之余、肾之标，若肾气不充，血虚失养，可见发迟或发稀而枯。言为心声，脑为髓海，若心气不足，肾精不充，髓海不足，则见言语迟缓，智力不聪。脾开窍于口，又主肌肉，若脾气不足，则可见口软乏力、咬嚼困难，肌肉软弱、松弛无力。

三、体质特点及相关疾病的检查

五迟、五软多由肝肾不足或脾肾两虚引起，与先天禀赋不足和后天失养有关。通常这类儿童的家族有相关病史，父母体质虚弱，母亲孕期胎养不慎，婴幼儿时期喂养不当等。

这类儿童的体质特点就是肝、脾、肾三脏虚弱，脾胃对饮食的运化功能弱，自然之精转化为后天之精的效率较差，后天之精无法滋养先天；或肾精不足，导致脑髓失养，大脑神经发育不良；或肝气不足，生发无力，无法滋养经筋，导致生长缓慢，运动发育落后。

（一）体质特点

1. 气虚质

总体特征：元气不足，以疲乏、气短、自汗等气虚表现为主要特征。

形体特征：肌肉松软不实。

常见表现：平素语音低弱，气短懒言，容易疲乏，精神不振，易出汗，舌淡红、舌边有齿痕，脉弱。

心理特征：性格内向，不喜冒险。

对外界环境适应能力：不耐受风、寒、暑、湿邪。

2. 阳虚质

总体特征：阳气不足，以畏寒怕冷、手足不温等虚寒表现为主要特征。

形体特征：肌肉松软不实。

常见表现：平素畏冷，手足不温，喜热饮食，精神不振，舌淡胖嫩，脉沉迟。

心理特征：性格多沉静、内向。

对外界环境适应能力：耐夏不耐冬；易感风、寒、湿邪。

（二）相关疾病检查

1. 影像学检查

MRI 检查可了解脑部结构是否异常，如大脑、小脑发育不良等。

2. 生长激素激发试验

了解垂体功能、相关生长激素分泌是否异常。

3. 甲状腺功能检查

了解甲状腺激素分泌是否异常。

4. 微量元素检测

了解体内微量元素是否异常，重金属含量是否超标。

四、中医常用药物干预

本病治疗，重在补益。小儿为稚阴稚阳之体，易热易寒，又因禀赋不足、脾胃虚弱，不宜过于滋补，可补中带清，且小儿脏器清灵，随拨随应，故用药量宜轻、力宜巧。

1. 中药汤剂

（1）肝肾亏损证

临床表现：筋骨痿弱，发育迟缓，坐起、站立、行走、生齿等明显迟于正常同龄小儿，头项痿软，天柱骨倒，舌淡、苔少，脉沉细无力。

分析：肝肾不足，不能荣养筋骨，筋骨、牙齿不能按期生长发育，故见立迟、行迟、齿迟、头项软之症。

治法：补肾养肝。

方药：加味六味地黄丸加减（熟地黄、山茱萸滋养肝肾，鹿茸温肾益精，五加皮强筋壮骨，山药健脾益气，茯苓、泽泻健脾渗湿，牡丹皮凉血活血，麝香活血开窍）。

（2）心脾两虚证

临床表现：语言迟钝，精神呆滞，智力低下，头发生长迟缓，发稀萎黄，四肢痿软，肌肉松弛，口角流涎，咀嚼吮吸无力，或见弄舌，纳食欠佳，大便多秘结，舌淡苔少，脉细。

分析：心主神明，言为心声，心气虚弱，故语言迟钝，精神呆滞，智力低下。心主血，脾生血，发为血之余，心脾两虚，血不荣发，故发迟难长，发稀萎黄。脾主四肢肌肉，开窍于口，摄取精微化生气血，脾虚生化乏源，气血不荣脏腑肌肤，故见四肢痿软，手足失用，肌肉松弛无力，口流清涎，咀嚼吮吸无力，纳食欠佳，大便多秘结。弄舌乃智力不聪之征。舌淡苔少，脉细，为心脾两亏、气血虚弱之象。

治法：健脾养心，补益气血。

方药：调元散加减（人参、黄芪、白术、山药、茯苓、甘草益气健脾，当归、熟地黄、白芍、川芎补血养心，石菖蒲开窍益智）。

2. 中成药剂

六味地黄丸：每次 1 丸，每日 2～3 次。

龙牡壮骨颗粒：2 岁以下每次 3 克～5 克，2～7 岁每次 4.5～6 克，7 岁以上每次 6～10 克，每日 3 次，开水冲服。

3. 推拿疗法

补脾经 3 分钟，补肾经 3 分钟，推三关 1 分钟，摩腹 5 分钟，揉关元 3 分钟，揉百会 1 分钟，揉身柱 3 分钟，擦涌泉至发热，捏脊 9 遍。每日 1 次，14 日为 1 个疗程。

4. 针灸疗法

普通针刺：大椎、安眠、哑门、陶道、百会、印堂、内关、合谷、足三里，行补法，每日 1 次。

5. 耳针

心、肾、脾、脑干、皮质下，隔日 1 次。

6. 灸法

灸足踝各 3 壮，每日 1 次，用于肝肾亏损证。灸心俞、脾俞，各 3 壮，每日 1 次。

五、饮食药膳

儿童处在生长发育迅速的阶段，其营养供给是至关重要的。应保证一日三餐、定时定量、饮食规律、能量和营养素摄入充足。做到食物多样，每餐的膳食应包括谷薯类、蔬菜水果、畜禽鱼蛋、奶和大豆等食物中的 3 类及以上；每天食物种类达到 12 种以上，每周达到 25 种以上。同时注意补充富含维生素 D 的食物，吃足量的新鲜蔬菜和水果，增加动物肝脏、动物血等富含铁的食物，满足机体对锌、碘、维生素 A、维生素 B_{12}、叶酸、维生素 C 等微量营养素的需求。食疗如下。

（1）桑椹子。每次 1 克，每日 2 次。有黑发、健步、利关节之功效。

（2）龙眼肉。每次 1 克，每日 2 次。有益智、安神之功效。

（3）杜仲猪肾汤。猪肾 1 个，杜仲、枸杞各 10 克。将猪肾剖开取去筋膜，杜仲、枸杞用纱布包好，加水共煮至熟，食肉饮汤。有补肾益精、强筋壮骨之功效。

（4）杜仲猪骨汤。杜仲、狗脊各 10 克，猪骶骨适量，加水久煮，饮汤食肉。有补肾壮腰、强身健体之功效。

（5）党参黄芪牛肉粥。党参、黄芪各 10 克，牛肉片适量，粳米、盐少许。将党参、黄芪用纱布包好，加水与牛肉、粳米共煮，煮成稀粥，加入调味品，温食。有补脾益气、强壮身体之功效。

六、起居情志预防

（1）加强卫生宣教工作，普及妊娠期、哺乳期保健常识和育儿知识。

（2）怀孕期间应加强保护，孕母保持心情舒畅、营养丰富，多晒太阳，慎用对胎儿有害的药物，避免一切有损胎儿发育的不利因素，如中毒、外伤等，以免损伤胎元之气。

（3）婴儿出生后应加强调护，提倡母乳喂养，及时添加辅食，保证营养均衡，并适当进行体格锻炼。

七、预后康复

生长发育不良，不仅需要药物调治，还需要重视家庭养护和康复训练。平素均衡饮食，注重各方面的功能训练，可寻求专业康复医师指导，根据儿童不同的生理发展阶段，制订相应的康复训练计划。家长调整好心态，积极治疗，切不可急于求成，亦不可对患儿的康复训练制定过高的目标，当循序渐进、逐层递进。在治疗过程中，切勿给孩子过大压力，可及时给予肯定，树立信心。

第五章

感染康复期

新型冠状病毒

第一节 虚劳

一、简介概况

虚劳是禀赋薄弱、后天失养及外感内伤等多种原因引起的，以脏腑功能衰退、气血阴阳亏损、日久不复为主要病机，以五脏虚证为主要临床表现的多种慢性虚弱症状的总称。虚劳是气血津液病证中涉及脏腑及表现症状最多的一种病证，临床较为常见。中医药在调理阴阳、补益气血、促进脏腑功能的恢复等方面，积累了丰富的经验。

历代医籍对虚劳的论述甚多。《素问·通评虚实论》所说的"精气夺则虚"可视为虚证的提纲。而《素问·调经论》所谓"阳虚则外寒，阴虚则内热"，进一步说明虚证有阴虚、阳虚的区别，并指明阴虚、阳虚的主要特点。《难经·十四难》论述了"五损"的症状及转归。虚劳涉及的内容很广，可以说是中医内科中范围最广的一个病证。凡禀赋不足、后天失养、病久体虚、积劳内伤、久虚不复等所致的多种以脏腑气血阴阳亏损为主要表现的病证，均属于本病证的范围。新型冠状病毒感染后康复期的虚劳也在其中。

二、中医病因病机

多种原因均可导致虚劳。《理虚元鉴·虚症有六因》所说的"有先天之因，有后天之因，有痘疹及病后之因，有外感之因，有境遇之因，有医药之因"，对引起虚劳的原因作了比较全面的归纳。多种病因作用于人体，引起脏腑气血阴阳的亏虚，日久不复而成为虚劳。结合临床所见，引起虚劳的病因病机主要有以下五个方面。

1. 禀赋薄弱，因虚致病

多种虚劳症状的形成，都与禀赋薄弱、体质不强密切相关。或因父母体弱多病，年老体衰；或胎中失养，孕育不足；或生后喂养失当，水谷精气不充，均可导致禀赋薄弱。先天不足、禀赋薄弱之体，易罹患疾病，并在病后易形成久病不复的状态，使脏腑气血阴阳亏虚日甚，而成为虚劳。

2. 烦劳过度，损伤五脏

适当的劳作，包括脑力及体力劳动，为人的正常生活及保持健康所必需。但烦劳过度则有损健康，因劳致虚，日久而成虚劳。在烦劳过度中，以劳神过度及恣情纵欲较为多见。忧郁思虑，积思不解，所欲未遂等劳神过度，易使心失所养，脾失健运，心脾损伤，气血亏虚，久则形成虚劳。而早婚多育、房事不节、频繁手淫等，易使肾精亏虚，肾气不足，久则形成虚劳。

3. 饮食不节，损伤脾胃

暴饮暴食、饥饱不调、嗜食偏食、营养不良、饮酒过度等原因，均会导致脾胃损伤，不能化生水谷精微，气血来源不充，脏腑经络失于濡养，日久形成虚劳。

4. 大病久病，失于调理

大病之后，邪气过盛，脏气损伤，正气短时难以恢复，日久而成虚劳。久病而成虚劳者，随疾病性质的不同，损耗人体的气血、阴阳各有侧重。如热病日久，则耗伤阴血；寒病日久，则伤气损阳；瘀血日久，则新血不生；或病后失于调理，正气难复，均可演变为虚劳。

5.误治失治，损耗精气

由于辨证诊断有误，或选用药物不当，以致精气损伤。若多次失误，既延误疾病的治疗，又使阴精或阳气受损难复，从而导致虚劳。在现今的临床实践中，也有过用某些化学药物或接触有害物质（如放射线）过多，使阴精及气血受损，而形成虚劳者。

以上各种病因，或是因虚致病、因病成劳，或因病致虚、久虚不复成劳，而其病性，主要为气、血、阴、阳的虚损。病损部位主要在五脏，尤以脾、肾两脏更为重要。引起虚损的病因，往往首先导致某一脏气、血、阴、阳的亏损，而由于五脏相关、气血同源、阴阳互根，所以在虚劳的病变过程中常互相影响，一脏受病，累及他脏，气虚不能生血，血虚无以生气；气虚者，日久阳也渐衰；血虚者，日久阴也不足；阳损日久，累及于阴；阴虚日久，累及于阳。以致病势日渐发展，而病情趋于复杂。

三、体质特点

虚劳多发生在先天不足、后天失调，及大病久病、精气耗伤的患者。病程一般较长，症状逐渐加重，短期不易康复。

虚劳以脏腑功能减退、气血阴阳亏损所致的虚弱、不足的症状为其特征，在虚劳共有特征的基础上，由于虚损性质的不同而有气、血、阴、阳虚损之分。气虚损者主要表现为面色萎黄，神疲体倦，懒言声低，自汗，脉细；血虚损者主要表现为面色不华，唇甲淡白，头晕眼花，脉细；阴虚损者主要表现为口干舌燥，五心烦热，盗汗，舌红苔少，脉细数；阳虚损者主要表现为面色苍白，形寒肢冷，舌质淡胖，舌边有齿印，脉沉细。

体质特点多见神疲体倦，心悸气短，面容憔悴，自汗盗汗，或五心烦热，或畏寒肢冷，脉虚无力等症。若病程较长，久虚不复，症状可逐渐加重。具有引起虚劳的致病因素及较长的病史。排除类似病证，应着重排除肺痨及其他病证中的虚证类型。

四、中医常用药物干预

对于虚劳的治疗，以补益为基本原则。正如《素问·三部九候论》说："虚则补之。"在进行补益的时候，一是必须根据病理属性的不同，分别采取益气、养血、滋阴、温阳的治疗方药；二是要密切结合五脏病位的不同而选方用药，以加强治疗的针对性。

在应用补益这个基本原则治疗虚劳的时候，应注意三点：①重视补益脾肾在治疗虚劳中的作用。脾胃为后天之本、气血生化之源，脾胃健运，五脏六腑、四肢百骸方能得以滋养。肾为先天之本，寓元阴元阳，为生命的本元。重视补益脾肾，先后天之本不败，则能促进各脏虚损的恢复。②对于虚中夹实及兼感外邪者，当补中有泻、扶正祛邪。从辨证的关系看，祛邪亦可起到固护正气的作用，防止因邪恋而进一步损伤正气。③虚劳的病程较长，影响的因素较多，要将药物治疗与饮食调养及生活调摄密切结合起来，方能收到更好的治疗效果。

1. 气虚证

临床表现：饮食减少，食后胃脘不舒，倦怠乏力，大便溏薄，面色萎黄，舌淡苔薄，脉弱。

治法：健脾益气。

方药：加味四君子汤。

本方具有益气健脾除湿的功效。以人参、黄芪、白术、甘草益气健脾，茯苓、扁豆健脾除湿。胃失和降而兼见胃脘胀满、嗳气呕吐者，加陈皮、半夏和胃理气降逆。

加减：食积停滞而见脘闷腹胀、嗳气酸腐、苔腻者，加神曲、麦芽、山楂、鸡内金以消食健胃；气虚及阳、脾阳渐虚而兼见腹痛即泻、手足欠温者，加肉桂、炮姜以温中散寒。

2. 血虚证

临床表现：头晕，目眩，胁痛，肢体麻木，筋脉拘急，或筋惕肉瞤，妇女月经不调甚则闭经，面色不华，舌质淡，脉弦细或细涩。

治法：补血养肝。

方药：四物汤。

本方具有养血调血、补而不滞的功效。方中以熟地黄、当归补血养肝，芍药、川芎和营调血。

加减：血虚甚者，加制首乌、枸杞、鸡血藤以增强补血养肝的作用；胁痛者，加丝瓜络、郁金、香附以理气通络；目失所养、视物模糊者，加楮实子、枸杞、决明子以养肝明目。心主血，脾统血，肝藏血，故血虚之中以心、脾、肝的血虚较为多见。由于脾为后天之本、气血生化之源，又由于血为气之母，血虚均伴有不同程度的气虚症状，而且在中医长期的临床实践中，认为补血不宜单用血药，而应适当配伍补气药，以达到益气生血的目的。所以在治疗各种血虚的症状时，应结合健脾益气生血之法，如归脾汤、当归补血汤、圣愈汤等方剂，都体现了这一治疗思想。

3. 阴虚证

临床表现：腰酸，遗精，两足痿弱，眩晕，耳鸣，甚则耳聋，口干，咽痛，颧红，舌红、少津，脉沉细。

治法：滋补肾阴。

方药：左归丸。

本方具有较强的滋补肾阴的作用。方中以熟地黄、龟板胶、枸杞、山药、菟丝子、牛膝滋补肾阴，山茱萸、鹿角胶温补肾气、助阳生阴。

加减：遗精者，加牡蛎、金樱子、芡实、莲须以固肾涩精；潮热、口干、咽痛、脉数为阴虚而火旺者，去鹿角胶、山茱萸，加知母、黄柏、地骨皮以滋阴泻火。

4. 阳虚证

临床表现：腰背酸痛，遗精，阳痿，多尿或不禁，面色苍白，畏寒肢冷，下利清谷或五更腹泻，舌质淡胖、舌边有齿痕、苔白，脉沉迟。

治法：温补肾阳。

方药：右归丸。

本方具有温补肾阳、兼养精血的作用，为治肾阳虚衰的常用方剂。方中以附子、肉桂温补肾阳；杜仲、山茱萸、菟丝子、鹿角胶温补肾气；熟地黄、山药、枸杞、当归补益精血，滋阴以助阳。

加减：遗精者，加金樱子、桑螵蛸、莲须，或金锁固精丸以收涩固精；脾虚以致下利清谷者，去熟地黄、当归等滋腻滑润之品，加党参、白术、薏苡仁以益气健脾、渗湿止泻；命门火衰以致五更泄泻者，合四神丸以温脾暖肾、固肠止泻；阳虚水泛以致浮肿、尿少者，加茯苓、泽泻、车前子，或合五苓散以利水消肿；肾不纳气而见喘促、短气，动则更甚者，加补骨脂、五味子、蛤蚧以补肾纳气。

阳虚常由气虚进一步发展而成，阳虚则生寒，症状比气虚重，并出现里寒的症状。阳虚之中，以心、脾、肾的阳虚为多见。由于肾阳为人身之元阳，所以心、脾之阳虚日久，亦必病及于肾，而出现心肾阳虚或脾肾阳虚的病变。

五、饮食药膳

1. 人参粥

原料：白米 50～100 克，人参 10 克。

做法：将人参切成小块，用清水浸泡 40 分钟，放入砂锅（铝锅）内，大火煮开后，改用小火熬约 2 小时，再将米洗净放入参汤中煮成粥。

服法：早晚各服 1 次，常服有效。

功效：补中益气健脾。

应用：因脾胃气虚、运化失职所致的饮食不香、腹胀便溏，稍食寒凉则脘腹不适，甚至腹泻者。

注意事项：忌铁器，服粥期间忌食萝卜和茶。

2. 归参山药猪腰

原料：当归 10 克，党参 10 克，山药 10 克，猪腰 500 克，酱油、醋、姜丝、蒜末、香油适量。

做法：将猪腰切开，剔去筋膜、肾盂，洗净，当归、党参、山药装入纱布袋内，扎紧，同放入锅内，加水适量，清炖至猪腰熟透，捞出猪腰，冷却后，切成薄片，放在盘子里。拌入酱油、醋、姜丝、蒜末、香油即可。

服法：可佐餐食用。

功效：养血，益气，补肾。

应用：气血亏损兼肾虚的心悸、气短、腰膝酸痛、失眠等症。

3. 苁蓉羊肉粥

原料：肉苁蓉 10～15 克，精羊肉 60 克，粳米 60 克，食盐少许，葱白 2 茎，生姜 3 片。

做法：分别将肉苁蓉、羊肉洗净后切细，先用砂锅煎肉苁蓉，取汁去渣，入羊肉、粳米同煮，待煮沸后加入食盐、葱白、生姜，煮为稀粥。

服法：早晚各食 1 次。

功效：补肾助阳，健脾益胃，润肠通便。

应用：肾阳虚衰所致的阳痿遗精、早泄，女子不孕，腰膝冷痛，小便频数，夜间多尿，素体虚弱，劳倦内伤，恶寒怕冷，四肢欠温，脾胃虚寒及老人阳虚便秘。

注意事项：本品属温热性药粥，适于冬季服食，以 5～7 天为 1 个疗程。大便溏薄、性机能亢进者及夏季不宜服用。

4. 玄武豆

原料：黑豆 500 克，山茱萸 10 克，茯苓 10 克，当归 10 克，桑椹子 10 克，熟地黄 10 克，补骨脂 10 克，菟丝子 10 克，墨旱莲 10 克，五味子 10 克，枸杞 10 克，地骨皮 10 克，黑芝麻 10 克，食盐 100 克。

做法：黑豆用温水泡 30 分钟备用。将以上中药装入纱布袋内，扎紧，放入锅内，加水适量，煎煮，每小时取煎液一次，放入另一盆中，再加水煎煮，如此共煎液 4 次，合并煎液，放入锅内，将黑豆倒入盛有煎液的锅内，放入食盐，先以大火烧沸药液，再用小火煎熬，至药液干涸停火。将黑豆暴晒至干，装入瓮罐（或瓶）中贮藏备用。

服法：随量嚼食。

功效：补益肾精，强筋壮骨。

应用：肾精不足、肾阴亏损引起的头晕目眩、耳鸣耳聋、身体消瘦、尿频遗精、腰酸腿痛、筋骨无力等。

六、起居情志预防

调摄护理对虚劳的好转、治愈具有重要作用。

1. 避风寒，适寒温

虚劳病程中，感受外邪、耗伤正气，通常是病情恶化的重要原因，而虚劳患者由于正气不足、卫外不固，又容易招致外邪入侵，故应注意冷暖，避风寒，适寒温，尽量减少伤风感冒。

2. 调饮食，戒烟酒

人体气血全赖水谷以资生，故调理饮食对虚劳至关重要。一般以富营养、易消化、不伤脾胃为原则。对辛辣厚味、过分滋腻、生冷不洁之物，则应少食甚至禁食。吸烟嗜酒有损正气，应该戒除。

3. 慎起居，适劳逸

生活起居要有规律，做到动静结合，劳逸适度。根据自己的体力情况，可适当参加户外散步、气功锻炼、打太极拳等活动。病情轻者，可适当安排工作和学习。适当节制房事。

4. 舒情志，少烦忧

过分的情志刺激，易使气阴伤耗，是使病情加重的重要原因之一。而保持情绪稳定，舒畅乐观，则有利于虚劳的康复。

七、预后康复

虚劳一般病程较长，多为久病痼疾，其转归及预后，与体质的强弱、脾肾的盛衰、能否解除致病原因，以及是否得到及时、正确的治疗、护理等因素有密切关系。脾肾未衰，元气未败，形气未脱，饮食尚可，无大热，或虽有热而治之能解，无喘息不续，能受补益等，为虚劳的顺证表现，其预后较好。反之，形神衰惫，肉脱骨痿，不思饮食，泄泻不止，喘急气促，发热难解，声哑息微，或内有实邪而不任攻，或诸虚并集而不受补，舌质淡胖无华或光红如镜，脉象急促细弦或浮大无根，为虚劳的逆证表现，其预后不良。

第二节　汗症

一、简介概况

　　汗症是指由于阴阳失调、腠理不固而致汗液外泄失常的病证。其中，不因外界环境因素的影响，而白昼时时汗出，动辄益甚者，称为自汗；寐中汗出，醒来自止者，称为盗汗，亦称为寝汗。

　　正常的出汗是人体的生理现象，本节所论述的自汗、盗汗均为汗液过度外泄的病理现象。《明医指掌·自汗盗汗心汗证》对自汗、盗汗的名称作了恰当的说明："夫自汗者，朝夕汗自出也。盗汗者，睡而出，觉而收，如寇盗然，故以名之。"

　　自汗、盗汗是临床杂病中较为常见的一个病证，中医对其有比较系统、完整的认识，若辨证用药恰当，一般均有良好的疗效。

　　自汗、盗汗作为症状，既可单独出现，也可见于其他疾病过程中。本节着重讨论单独出现的自汗、盗汗。新型冠状病毒感染后康复期的多汗也在其中。

二、中医病因病机

　　出汗为人体的生理现象。在天气炎热、穿衣过厚、饮用热汤、情绪激动、劳动奔走等情况下，出汗量增加，此属正常现象。在感受表邪时，出汗又是驱邪的一个途径，外感病邪在表，需要发汗以解表。

汗为心之液，由精气所化，不可过泄。除了伴见于其他疾病过程中的出汗过多外，引起自汗、盗汗的病因病机主要有以下五个方面。

1. 肺气不足

素体薄弱，病后体虚；或久患咳喘，耗伤肺气。肺与皮毛相表里，肺气不足之人，肌表疏松，表虚不固，腠理开泄而致自汗。

2. 营卫不和

由于体内阴阳的偏盛偏衰，或表虚之人微受风邪，导致营卫不和、卫外失司，而致汗出。

3. 心血不足

思虑太过，损伤心脾；或血证之后，血虚失养，均可导致心血不足。因汗为心之液，血不养心，汗液外泄太过，引起自汗或盗汗。

4. 阴虚火旺

烦劳过度，亡血失精，或邪热耗阴，以致阴精亏虚，虚火内生，阴津被扰，不能自藏而外泄，导致盗汗或自汗。

5. 邪热郁蒸

由于情志不舒、肝气郁结、肝火偏旺，或嗜食辛辣厚味，或素体湿热偏盛，以致肝火或湿热内盛，邪热郁蒸，津液外泄而致汗出增多。

三、体质特点及相关疾病的检查

本节汗症是指不因其他疾病（如发热等）的影响，而以汗出过度为主要表现的自汗、盗汗，其临床特征：①自汗表现为白昼时时汗出，动则益甚，常伴有气虚不固的症状；盗汗表现为寐中汗出，醒后即止，常伴有阴虚内热的症状。②无其他疾病的症状及体征。

体质特点不受外界环境影响，在头面、颈胸，或四肢、全身出汗者，昼日汗出溱溱，动则益甚为自汗；睡眠中汗出津津，醒后汗止为盗汗。

排除其他疾病引起的自汗、盗汗，作为其他疾病过程中出现的自汗、盗汗，因疾病的不同，各具有该疾病的症状及体征，且出汗大多不居于突出地位。进行红细胞沉降率、抗链球菌溶血素 O 试验、三碘甲状腺原氨酸、甲状腺素、基础代谢、血糖、胸部 X 线片、痰涂片等检查，以排除风湿热、甲状腺功能亢进、糖尿病、肺痨等疾病。

四、中医常用药物干预

应着重辨明阴阳虚实。一般来说，汗证以属虚者多。自汗多属气虚不固，盗汗多属阴虚内热。但因肝火、湿热等邪热郁蒸所致者，则属实证。病程久者或病变重者会出阴阳虚实错杂的情况。自汗久则可以伤阴，盗汗久则可以伤阳，出现气阴两虚或阴阳两虚之证。

虚证当根据证候的不同而治以益气、养阴、补血、调和营卫；实证当清肝泄热，化湿和营；虚实夹杂者，则根据虚实的主次而适当兼顾。此外，由于自汗、盗汗均以腠理不固、津液外泄为共同病变，故可酌加麻黄根、浮小麦、糯稻根、五味子、瘪桃干、牡蛎等固涩敛汗之品，以增强止汗的效果。

1. 肺卫不固证

临床表现：汗出恶风，稍劳汗出尤甚，易于感冒，体倦乏力，面色少华，脉细弱，苔薄白。

治法：益气固表。

方药：玉屏风散。本方为益气固表止汗的常用方剂，方中以黄芪益气固表止汗；白术健脾益气，助黄芪益气固表；少佐防风走表散邪，且助黄芪固表。

加减：汗出多者，可加浮小麦、糯稻根、牡蛎以固表敛汗；气虚甚者，加党参、黄精以益气固摄；兼有阴盛而见舌红、脉细数者，加麦冬、五味子以养阴敛汗。气血不足，体质虚弱，而症见汗出，恶风，倦怠乏力，面色不华，舌质淡，脉弱者，可改用大补黄芪汤以补益气血、固表敛汗。本方除含有玉屏风散的药物外，尚有人参、山茱萸、茯苓、甘草、五味子等益气固摄，熟地黄、川芎、肉苁蓉等补益精血，补益之力远较玉屏风散强，故宜用于自汗之气血不足及体虚甚者。

2. 营卫不和证

临床表现：汗出恶风，周身酸楚，时寒时热，或表现半身、局部出汗，苔薄白，脉缓。

治法：调和营卫。

方药：桂枝汤。方中以桂枝温经解肌，白芍和营敛阴，两药合用，一散一收，调和营卫，配以生姜、大枣、甘草，助其调和营卫之功。汗出多者，酌加龙骨、牡蛎以固涩敛汗。

加减：兼气虚者，加黄芪以益气固表；兼阳虚者，加附子以温阳敛汗；半身或局部出汗者，可配合甘麦大枣汤之甘润缓急进行治疗。营卫不和而又表现倦怠乏力，汗出多，少气懒言，舌淡，脉弱等气虚症状者，可改用黄芪建中汤益气建中、调和营卫。由瘀血阻滞导致者，兼见心胸不适，舌质紫黯或有瘀点、瘀斑，脉弦或涩等症者，可改用血府逐瘀汤理气活血、疏通经络营卫。

3. 心血不足证

临床表现：自汗或盗汗，心悸少寐，神疲气短，面色不华，舌质淡，脉细。

治法：补心养血。

方药：归脾汤。方中以人参、黄芪、白术、茯苓益气健脾，当归、龙眼肉养血，酸枣仁、远志养心安神，木香、甘草、生姜、大枣理气调中，共奏益气补血、养心安神之功。

加减：汗出多者，加五味子、牡蛎、浮小麦以收涩敛汗；血虚甚者，加制首乌、枸杞、熟地黄以补益精血。

4. 阴虚火旺证

临床表现：夜寐盗汗或有自汗，五心烦热，或兼午后潮热，两颧色红，口渴，舌红少苔，脉细数。

治法：滋阴降火。

方药：当归六黄汤。方中用当归、生地黄、熟地黄滋阴养血，壮水之主，以制阳光；黄连、黄芩、黄柏苦寒清热，泻火坚阴；黄芪益气固表。

加减：汗出多者，加牡蛎、浮小麦、糯稻根以固涩敛汗；潮热甚者，加秦艽、银柴胡、白薇以清退虚热。以阴虚为主，而火热不甚，潮热、脉数等不显著者，可改用麦味地黄丸以补益肺肾、滋阴清热。

5. 邪热郁蒸证

临床表现：蒸蒸汗出，汗液易使衣服黄染，面赤烘热，烦躁，口苦，小便色黄，舌苔薄黄，脉象弦数。

治法：清肝泄热，化湿和营。

方药：龙胆泻肝汤。方中以龙胆草、黄芩、栀子、柴胡清肝泄热，泽泻、木通、车前子清利湿热，当归、生地黄滋阴养血和营，甘草调和诸药。

加减：郁热较甚，小便短赤者，加茵陈以清解郁热；湿热内蕴而热势不盛，面赤烘热、口苦等症不显著者，可改用四妙丸以清热除湿（方中以黄柏清热，苍术、薏苡仁除湿，牛膝通利经脉）。

五、饮食药膳

1. 山萸肉粥

原料：山萸肉 15 ～ 20 克，粳米 60 克，白糖适量。

做法：山萸肉洗净、去核，与粳米同入砂锅煮粥，待粥将熟时，加入白糖，稍煮即成。

服法：早晚各服 1 次。

功效：补益肝肾，涩精敛汗。

应用：肝肾不足之头晕目眩，耳鸣腰酸，遗精，遗尿，虚汗不止，肾虚带下，小便频数。

注意事项：3 ～ 5 天为 1 个疗程，疾病完全治愈后，即可停服，或继续间断服用一段时间，以巩固疗效。发热及小便淋沥涩滞者不宜食用。

2. 人参莲子粥

原料：人参 10 克，莲子 10 枚，冰糖 30 克。

做法：将人参、莲子（去心）放入碗中，加洁净水适量泡发，再加入冰糖。将盛药物的碗置于蒸锅内，隔水蒸炖 1 小时。人参可反复使用 3 次，次日再加莲子、冰糖和水适量，如前法蒸炖。

服法：吃莲肉，喝汤，第 3 次时同人参一起吃下。早晚各食 1 次。

功效：补气益脾。

应用：病后体弱、气虚自汗、食少倦怠、脾虚泄泻等症。

注意事项：忌铁器，忌食萝卜和茶。

六、起居情志预防

汗出之时，腠理空虚，易于感受外邪，故当避风寒，以防感冒。汗出之后，应及时用干毛巾将汗擦干。出汗多者，需经常更换内衣，并注意保持衣服、卧具干燥、清洁。

七、预后康复

单纯出现的自汗、盗汗一般预后良好，经过治疗大多可在短期内治愈或好转。伴见于其他疾病过程中的自汗，尤其是盗汗，则病情往往较重，治疗时应着重针对原发疾病，且常需待原发疾病好转、痊愈，自汗、盗汗才能减轻或消失。自汗多由气虚不固、营卫不和；盗汗多因阴虚内热；由邪热郁蒸所致者，则属实证。益气固表、调和营卫、滋阴降火、清化湿热，是治疗自汗、盗汗的主要治法，可在辨证方药的基础上酌加固涩敛汗之品，以提高疗效。

参考文献

[1] 中华医学会呼吸病学分会哮喘学组. 咳嗽的诊断与治疗指南（2021）[J]. 中华结核和呼吸杂志，2022，45（1）：13–46.

[2] 王佳美，崔红生，弓雪峰. 基于国医大师王琦体质分类学说论治慢性咳嗽 [J]. 天津中医药，2022，39（5）：556–561.

[3] 中华中医药学会内科分会肺系病专业委员会. 咳嗽中医诊疗专家共识意见（2021）[J]. 中医杂志，2021，62（16）：1465–1472.

[4] 中华中医药学会肺系病分会，中国民族医药学会肺病分会. 普通感冒中医诊疗指南（2015 版)[J]. 中医杂志，2016，57（8）：716–720.

[5] 中华中医药学会急诊分会，刘清泉，陈腾飞，等. 中医药治疗流感临床实践指南（2021）[J]. 中医杂志，2022，63（1）：85–98.

[6] 周仲瑛. 中医内科学（第 2 版)[M]. 北京：中国中医药出版社，2017.

[7] 陈灏珠，林果为. 实用内科学（第 13 版）[M]. 北京：人民卫生出版社，2009：1784–1786.

[8] 中华医学会呼吸病学分会哮喘学组. 支气管哮喘防治指南（2020 年版）[J]. 中华结核和呼吸杂志，2020，43（12）：1023–1048.

[9] 蒋延文，孙永昌，周庆涛，等. 支气管哮喘患者痰嗜酸粒细胞相对计数与糖皮质激素治疗反应性的关系 [J]. 中华结核和呼吸杂志，2007，30（6）：447–451.

[10] PETSKY H L, CATES C J, LASSERSON T J, et al.A systematic review and Meta-analysis: tailoring asthma treatment on eosinophilic markers (exhaled nitric oxide or sputum eosinophils) [J].Thorax, 2012, 67 (3): 199-208.

[11] 中华中医药学会肺系病专业委员会，中国民族医药学会肺病分会. 支气管哮喘中医证候诊断标准（2016版）[J]. 中医杂志，2016, 57 (22): 1978-1980.

[12]《中成药治疗优势病种临床应用指南》标准化项目组，林江涛，孙增涛. 中成药治疗成人支气管哮喘临床应用指南（2021年）[J]. 中国中西医结合杂志，2022, 42 (3): 276-286.

[13] 王永炎，鲁兆麟. 中医内科学 [M]. 北京：人民卫生出版社，2007.

[14] 中华中医药学会内科分会肺系病专业委员会. 慢性阻塞性肺疾病中医证候诊断标准（2011版）[J]. 中医杂志，2012, 53 (2): 177-178.

[15] 中华医学会呼吸病学分会慢性阻塞性肺疾病学组，中国医师协会呼吸医师分会慢性阻塞性肺疾病工作委员会. 慢性阻塞性肺疾病诊治指南（2021年修订版）[J]. 中华结核和呼吸杂志，2021, 44 (3): 170-205.

[16]《中成药治疗优势病种临床应用指南》标准化项目组. 中成药治疗慢性阻塞性肺疾病临床应用指南（2021年）[J]. 中国中西医结合杂志，2022, 42 (8): 177-178.

[17] 田飞，许亚春. 探讨胸部低剂量CT对肺继发性结核的诊断价值 [J]. 影像研究与医学应用，2021, 5 (21): 58-59.

[18] 吴勉华，石岩. 中医内科学（第5版）[M]. 北京：中国中医药出版社，2021.